Das Geheimnis Ihrer Schönheit

AF285556

Für mein geliebtes Omichen

Du warst und Du bleibst der

wärmende Sonnenstrahl

in meinem Leben

Stefan Dima

Das Geheimnis Ihrer Schönheit

—

Von der Haut, die Sie sehen,
zu der Haut, die Sie verstehen

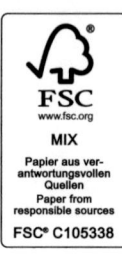

Bibliografische Information der Deutschen Nationalbibliothek: Die Deutsche Nationalbibliothek verzeichnet diese Publikation in der Deutschen Nationalbibliografie; detaillierte bibliografische Daten sind im Internet über http://dnb.d-nb.de abrufbar.

© 2012 Stefan Dima
Satz, Umschlaggestaltung, Herstellung und Verlag:
BoD™ – Books on Demand, Norderstedt
ISBN: 978-3-8448-7190-6

Inhalt

1. Kapitel

Vom Uterus zum Sarkophag

Das Wort *„Haut"* (engl. *„skin"*) stammt von der indogermanischen[1] Wortwurzel *„(s)keu"* ab.
Dieser Begriff bezeichnet etwas *„Einhüllendes"*.
Merken Sie sich dieses Wort, es wird Ihnen in diesem Kapitel noch öfters begegnen.
Wird die gesamte körperliche Existenz eines Menschen auf dieser Welt – von der Entstehung bis zu seinem Ende – betrachtet, so ist es auffallend, dass er jederzeit unterschiedlich eingehüllt ist.

Alles beginnt mit der befruchteten Eizelle.
Sie nistet sich in der schützenden und nährenden Gebärmutter ein.

Ist die körperliche Entwicklung des Embryos so weit abgeschlossen, dass der entstandene Organismus des Babys selbstständig Nahrung und Sauerstoff aus der Umwelt aufnehmen und verarbeiten kann, verlässt es mit der Geburt die schützende Gebärmutter.
Dabei ist nun die *Haut* das Organ, das seinen Körper vor der Umwelt gleichzeitig schützt/abtrennt und sie über das Nervensystem mit ihr verbindet.
Nach der Geburt ist die *Haut* die *erste Hülle* des Menschen.
Die nächste, direkt aufliegende, *zweite Hülle* des Menschen ist seine *Kleidung.*
Sie bewahrt ihn vor klimatischen Einflüssen wie Wind, Kälte, Sonne und Regen.
In jeder Kultur signalisiert die *Kleidung* außerdem durch ihre Optik, welcher sozialen Schicht ihr Träger angehört bzw. angehören möchte, und

---

1 (Die indogermanische Sprache wird als Ursprache aller heutigen europäischen Sprachen angesehen, mit Ausnahme des Baskischen, Ungarischen, Finnischen und Türkischen.)

kommt damit auch einer verbindenden nonverbal-kommunikativen Funktion nach.

Im Bereich der Kleidung stammt das Wort *„Hose"* vom idg. Wortstamm *„(s)keu"* ab.

Die *dritte* – für uns Menschen essentielle – *Hülle* ist die Be-*Haus*-ung. Das Wort *„Haus"* ist eine weitere Ableitung von *„(s)keu"*. Eine moderne *Wohnung* bzw. ein modernes *Haus* stellen, genau betrachtet, durch ihre vor der Umwelt schützenden und mit ihr verbindenden Funktionen – die durch moderne Technologien wie Strom, Wasseranschluss, Internet, Telefon, TV ermöglicht werden – eine verblüffende Kopie des Wunderwerks *Haut* dar.

Anhand des Beispiels eines modernen *Haus*es werden im nächsten Kapitel der Aufbau und die Funktionen der einzelnen *Haut*bestandteile unvergesslich einfach erklärt.

Die *letzte Hülle,* die uns auf dieser Welt zuteil wird, nennt sich *Sarg.* Dieses Wort stammt bezeichnenderweise nicht von *„(s)keu"* ab, sondern vom griechischen Wort *„Sarkophag",* das *„Fleisch fressend"* bedeutet und für Behältnisse verwendet wurde, die aus ätzendem Kalkstein bestanden, in denen bestattete Leichen durch diese zersetzende Eigenschaft in kürzester Zeit zerstört wurden.

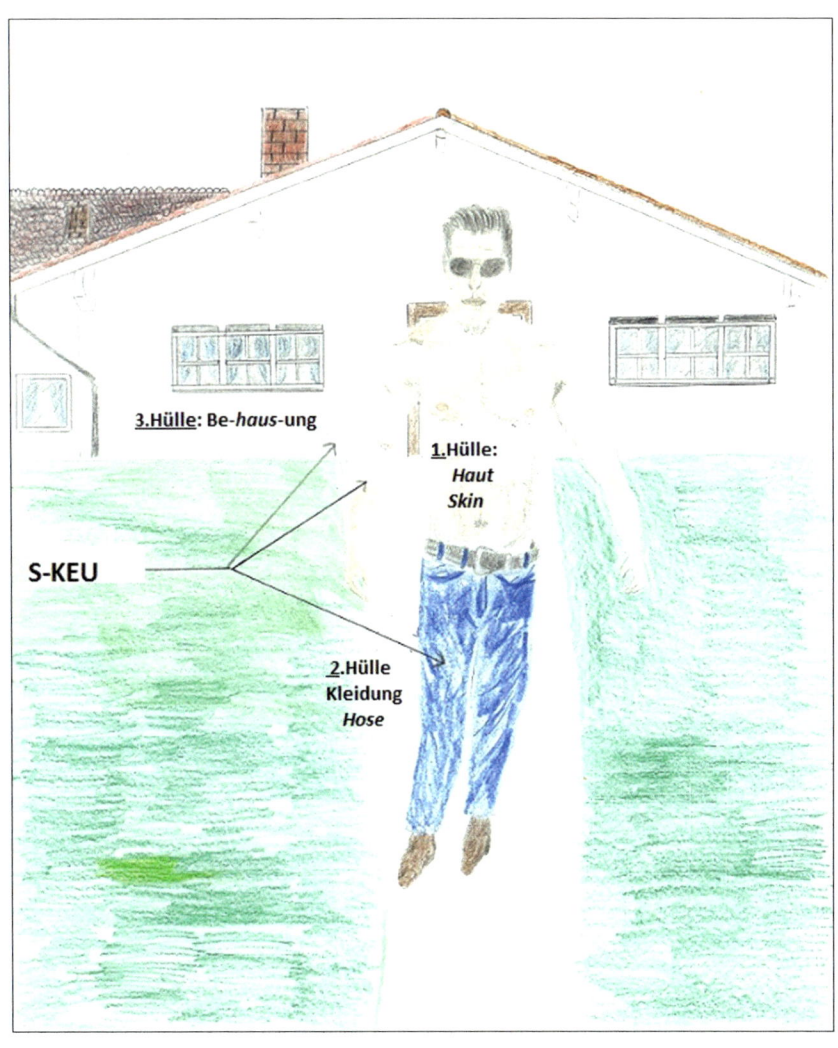

3.Hülle: Be-*haus*-ung

1.Hülle:
Haut
Skin

S-KEU

2.Hülle
Kleidung
Hose

2. Kapitel

Haut versus Haus

Dieses Kapitel wird Sie mit den einzelnen *Haut*bestandteilen, deren Aufgaben und den daraus resultierenden Gesamtfunktionen der *Haut* vertraut machen. Es wird für Sie zur Basis aller folgenden Themen und versetzt Sie nach erfolgreicher Erarbeitung dazu in die Lage, die Wirkungsweise und den Wirkungsort der unterschiedlichen Kosmetikprodukte nachzuvollziehen.

Um das Thema wirklich zu begreifen, bitte ich Sie, sich jetzt 10 Minuten Zeit zu nehmen und sich vorzustellen, dass Sie von Außerirdischen entführt werden.

Diese gemeinen Übeltäter werden Sie erst dann wieder auf die Erde zurückentlassen, wenn Sie ihnen plausibel und einleuchtend erklärt haben:

Welche? einzelnen Bestandteile ...
*
*
*
*
*

von **Welchen?** Berufsgruppen gebaut ...
*
*

WOFÜR ...?
*
*
*
*
*

in einem *Haus* notwendig sind, um den Bewohnern ein sicheres und komfortables Leben zu ermöglichen.

Sie sind fertig?
Sie haben konsequent 10 Minuten in Ihre persönliche Weiterentwicklung investiert?
GUT;-)! Dann ist jetzt der Moment gekommen, in dem Sie Ihre Ausarbeitungen mit den Lösungen vergleichen werden, die ich zusammengetragen habe:

Welche? Bestandteile	*Wofür?*	*von Welchen?* Berufsgruppen gebaut werden
Dach	**Schutz** vor energetischen, biologischen, chemischen und physikalischen Umwelteinflüssen	Handwerker
Außenmauer	--------//---//--------	---------//----//------
Stützmauer	**Schutz** vor phys. Umwelteinflüssen	--------//-----//------
Putz	**Schutz** vor e., b., c. und ph. Umwelteinflüssen	-------//-----//-----
Klimaanlage, Heizung	**Schutz** vor energ. Umwelteinflüssen	-------//-----//-----
Zaun, Alarmanlage, Sicherheitsdienst	**Schutz** vor biol. Eindringlingen (Einbrecher)	Techniker, Sicherheitsbedienstete

Sonnenschirm, Jalousie	**Schutz** vor energ. Einflüssen (UV- **+** IR-Strahlung)	Handwerker
Tür, Fenster	**Verbindung** mit der Außenwelt	Handwerker
Kabelanschluss, Telefon, Internet, Briefkasten	**Verbindung** mit der Außenwelt z. Zweck d. Info-Austausches	Nachrichtentechniker, Handwerker
Wasser- + Stromanschluss	**Versorgung**	Techniker, Handwerker
Kanalisation + Müllkübel	**Entsorgung**	---------//--------- --------//------
Keller + Dachboden	**Speicher** und **Vorrat**	Handwerker

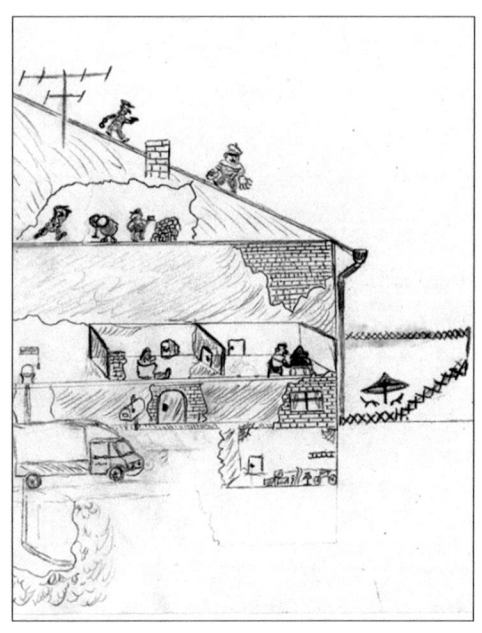

Sie sehen anhand Ihrer und meiner Ausarbeitungen, wie schon eingangs erwähnt, dass ein modernes *Haus* ein perfekt ausgeklügeltes System darstellt, das seine Bewohner auf komfortable Art und Weise vor schädlichen *Umwelt*einflüssen schützt und sie gleichzeitig mit ihr verbindet.

Lassen Sie sich nun von den verblüffenden Parallelen überraschen, die sich zum **Haut**aufbau ergeben:

3. Kapitel

„Alle einsteigen, bitte!" – Studienreise durch die Haut

Stellen Sie sich vor, Sie betreten jetzt einen Größenwandler, der Sie auf Bakteriengröße schrumpft …

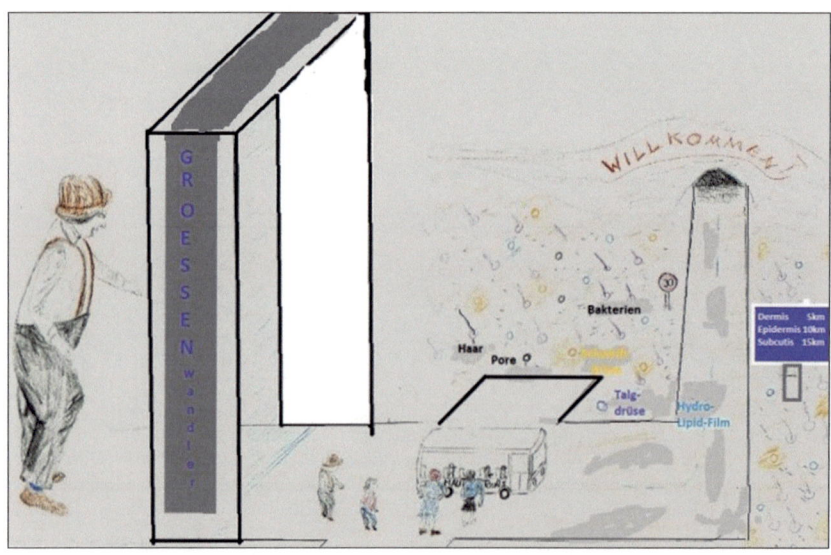

… um mit mir und der „*Studiengruppe **Haut***" eine Sightseeingtour durch die einzelnen **Haut**schichten – begonnen an der **Haut**oberfläche und endend im Körperinneren – zu unternehmen.
Bei dieser Führung werden Sie die kürzlich erarbeiteten Details eines **Haus**es wunderbar zum Verständnis verwenden ***können.***

Natürlich bekommen Sie auch eine Tourkarte in die Hand, die Sie auf der folgenden Seite vorfinden.

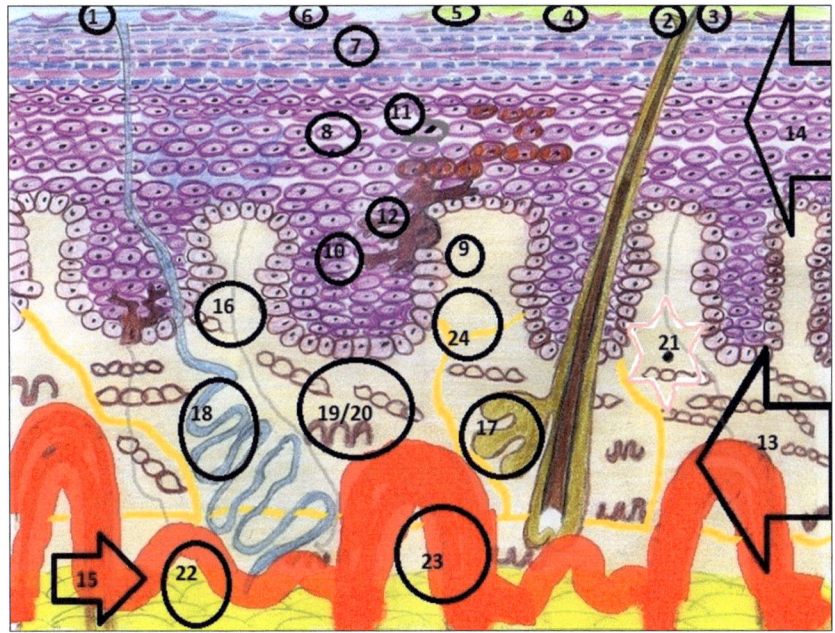

Also, sind Sie in Aufbruchsstimmung?

Dann nehmen wir unsere Plätze im Bus ein.

Halt, halt! Keine Hektik, es gibt ausreichend Fensterplätze!

Alle startklar?

Gurte angelegt?

So, let's go!

Schauen Sie zu beiden Seiten des Busses, welch unbeschreibliche Landschaft sich vor uns auftut!

Auf dem glänzenden Boden finden sich zahlreiche unterschiedlich aussehende Öffnungen. Aus den einen quillt eine wässrige Flüssigkeit, das sind die Öffnungen der *Schweißdrüsen* (1); aus den anderen eine milchig-ölige Flüssigkeit, das sind die Öffnungen der *Talgdrüsen* (2); aus einigen tritt gar nichts aus, das sind die *Hautporen* (3).

Die Flüssigkeiten aus den erstgenannten zwei Öffnungen verbinden sich auf der von uns als *Haut* wahrgenommenen *Haut*oberfläche zum sogenannten

"Hydro-Lipid-Film" **(4).** Dabei steht *"Hydro"* für Wasser, dem vom Körper produzierten Schweiß und *"Lipid"* für Fett, dem vom Körper produzierten **Talg.**

Dieser Film verhilft unserer Haut zu ihrer weichen, geschmeidigen Erscheinung. Sie alle wissen, zu welch verheerenden Konsequenzen ein zu schnelles Fahren auf einer Ölspur führen kann, und deshalb wundern Sie sich bitte nicht, dass unser Bus momentan nur mit maximal 30 km/h fährt.

Was? Nein! Die Areale dort hinten, die, die den Anschein von vom saurem Regen dahingerafften Waldgebieten erwecken, sind in Wirklichkeit Ansammlungen von **Haaren (5)** und keine unbewachsenen, glatten Baumstämme. Auch sie sind von *Talg* abgebenden Öffnungen umschlossen.

Die überall verstreuten ungewöhnlichen Kadaver sind Bakterien, deren Organismus durch das saure Milieu des **Hydro-Lipid-Films** zerstört wurde. Jetzt wissen Sie auch, warum der Begriff **Säure-Schutz-Mantel** verwendet wird.

Ja, ich stimme Ihnen zu, es sieht hier aus wie auf einem von Steinen und Abfall übersäten Schlachthof.

Was Sie als Steine wahrnehmen, das sind ganz gewöhnliche Staubpartikel aus der Umwelt und der schuppig anmutende Abfall, das sind abgestorbene **Hornschüppchen (6),** beides verklebt auf der Haut durch die öligen Eigenschaften des Hydro-Lipid-Films.

Reflektieren Sie, dass es auf jeder Haut am Tagesende so aussieht, wird Ihnen bewusst, welche Bedeutung der allabendlichen Reinigung zukommt, um sie von diesem ungesunden Chaos zu befreien.

Achtung, wir erreichen jetzt die Einfahrt des Tunnels, der ins Hautinnere führt und in dem es steil bergab geht.

Alle fest angeschnallt?

Schauen Sie durch die Fenster und betrachten Sie das Mauerwerk der **Haut.** Dieses Mauerwerk entspricht den Außen- und den Stützwänden eines *Haus*es. Es hat die Aufgabe, vor sämtlichen Umwelteinflüssen zu schützen bzw. dem *Haus* zu seiner Statik zu verhelfen, um der Schwerkraft zu widerstehen. Die Zellen, die die Grundlagen für dieses Mauerwerk bilden und das Aussehen von Mauersteinen haben, werden als **Hornzellen (7)** bezeichnet.

Auch sie bewahren den Körper vor allen schädlichen Umwelteinflüssen und sorgen dafür, dass die kostbaren Organe des Körpers trotz der Erdanziehungskraft an den für sie vorgesehenen Stellen im Körper verbleiben.

Oh, was ist das? Wir sind am Ende einer Sackgasse angelangt.

Na gut, legen wir eine Rast bei den Maurern, die das grad gesehene Kunstwerk produzieren, ein und halten ein wenig Smalltalk mit ihnen.

Aber warum ist der Boden so elastisch und warum sind die Maurer alle durch ein Kabel miteinander verbunden?

Egal, das werden wir herausfinden.

Wir: „*Guten Morgen, die Herren, wie schaut's?*"

Maurer: „*Guten Morgen? Wir gehen gleich zu Bett!*"

Wir: „*Schlafen? Warum müssen sogar die Maurer der Haut das Klischee vom faulen Handwerker erfüllen?*"

Maurer (total empört): „*FAUL??? Also eeeerstens: Wir sind keine gewöhnlichen Maurer, sondern Spezialisten! Deshalb ist unsere Berufsbezeichnung auch eine lateinische, nämlich **Basalzellen (9)**, und zweitens haben wir die ganze Nacht durchgearbeitet, um wieder eine neue Mauerschicht zu produzieren. Wir können nämlich nur nachts tätig werden, wenn der Mensch, zu dem wir gehören, schläft und uns sein Organismus das Material, das wir zum Arbeiten brauchen, in verwertbarer Form zur Verfügung stellt, das heißt, dass die Nahrung die er tagsüber aufnahm, so weit aufgeschlüsselt wurde, dass wir deren Bestandteile neu zusammensetzen können.*

Eigentlich beginnt unsere Schicht schon gegen 17 Uhr, doch wäre es utopisch, von unserem Menschen zu verlangen, um diese Zeit ins Bett zu gehen. Deshalb haben wir uns damit abgefunden, unser Werk in kürzerer Zeit auszuführen.

Natürlich sinkt die Qualität unserer Arbeit, je weniger Zeit uns zur Verfügung steht, doch müssen wir uns mit den Gegebenheiten abfinden.

Erschwerend kommt hinzu, dass wir weder Wochenende noch Urlaub genießen können und unser Mensch ab und zu dann noch einen draufsetzt, indem er uns mit Alkohol außer Kontrolle setzt und durch Zigarettenrauch um den dringend benötigten Sauerstoff bringt. AAALLLSSSSOOO!!!
Nie wieder ‚faule Handwerker', KLAR? Sonst gibt es einen mit der Kelle!"

Wir: „Entschuldigung vielmals! Muss man ja wissen. Wie Einstein schon sagte, es ist leichter, ein Atom zu spalten, als ein Vorurteil aufzulösen."

Maurer: „Ja, und im Gegensatz zu den Bestandteilen eurer Häuser produzieren wir intelligentes Mauerwerk, mit intelligenten Mauersteinen!"

Wir (mit ungläubigem Gesichtsausdruck): „Aha, und was hat man unter einem intelligenten Mauerwerk zu verstehen?"

Maurer: „Immer wenn wir hier unten eine neue Schicht Mauersteine fertig produziert nach oben schicken, fällt oben eine alte ausgelaugte und ausgetrocknete Schicht ab. So ist gewährleistet, dass immer ein frisches gut funktionierendes Mauerwerk den Körper umhüllt und schützt.
Dabei handelt es sich bei unseren Mauersteinen nicht um gewöhnliche Mauersteine, denn sie werden bei ihrer Produktion von uns prall mit Feuchtigkeit und feuchtigkeitsspeichernden Stoffen, sogenannten **NMF** (**N**atural **M**oisturizing **F**actors), die eine ölige Qualität aufweisen, gefüllt. Der Druck, der zwischen den alten, oben aufliegenden Schichten und den von unten aufsteigenden entsteht, führt dazu, dass sich die Mauersteine **(Zellen)** in ihrer Form verändern. Erst nehmen sie eine stachelige Gestalt an, heißen in diesem Stadium auch **Stachelzellen (10)**, anschließend platzen sie aufgrund des von unten und oben einwirkenden Drucks, dabei geben sie ihren Inhalt, die Feuchtigkeit und die **NMF**, frei, die nun wiederum den Kitt, also den Zement darstellen, der diese Steine **(Zellen)** zusammenhält.

*Die jetzt in sich zusammengefallenen Steine, die ohne Inhalt trockener und kleiner geworden sind, nennen sich **Körnerzellen (8)**.*
*Je weiter sie nach oben aufsteigen, desto mehr werden sie durch Umwelteinflüsse ausgelaugt und somit immer fester. Sie verhornen. Völlig trocken auf der Hautoberfläche angekommen, werden sie dann als **Hornzellen** bezeichnet."*

Was für ein Satz!

Der bodygebuildete Maurer spielt stolz mit seinen Muskeln, bewundert sich dabei selbst und nimmt einen kräftigen Schluck aus einer Flasche, die an Medizin denken lässt.

Wir: *„Darf man fragen, was die Flasche beinhaltet?"*

Aber was passiert jetzt?

Wie aus dem Nichts taucht eine total vermummte, nach Ninja-Kriegern aussehende Horde auf, alle mit Zigarette im Mund, und überfällt mit lautem Gebrüll unsere nette, gesellige Runde!
Davon stand nichts im Reiseprospekt.
Der Schrecken lässt schon nach einigen Sekunden nach, denn gegen die kampfgestählten Maurer, die alle Formen der Kampfkünste beherrschen, haben sie nicht die geringste Chance. Der Boden ist übersät mit Leichen, die umgehend von Männern in quietschorangenen Anzügen beseitigt werden. Die Aufregung scheint uns noch im Gesicht geschrieben zu stehen, als ein Maurer cool und als ob nichts gewesen wäre, zu uns spricht:

*„Ja, da staunt ihr! Die aggressive Horde von eben, mit denen haben wir ständig zu tun. Das sind Terroristen, die alles stört, was friedlich und harmonisch funktioniert. Ihre Organisation nennt sich: ‚**Free Radicals**' – zu Deutsch ‚**Freie Radikale**'. Sie sind so frei, dass sie noch nicht mal über eine eigene Ideologie verfügen, für die es sich zu kämpfen lohnt.*
Ihr einziges Ziel ist Zerstören. Die meisten von ihnen haben in der Sonne ihren

Hauptsponsor, doch die Truppe, die uns soeben überfiel – sicher fiel euch auf, dass alle eine Zigarette im Mund hatten –, geht auf das Konto unseres Menschen, der ja unbedingt rauchen muss und diese dadurch unfreiwillig unterstützt.
Zum Glück ist er so schlau, dass er uns täglich mit dieser Flüssigkeit hier, in den nach Medizin aussehenden Flaschen versorgt, womit eure vorhin gestellte Frage auch beantwortet wäre."

Doch unsere Neugier ist nicht so schnell zu befriedigen.

Wir: *„Woraus besteht dieser Krafttrunk?"*

Maurer: *„Die Zusammensetzung ändert unser Mensch ständig, damit es uns nicht langweilig wird. Momentan (er dreht die Flasche und liest die Inhaltsangabe) haben wir eine Mischung aus* **Grüntee, Aprikosen, Vitamin C, Möhren** *und* **Sanddorn**. *Müsst ihr unbedingt mal probieren, danach könnt ihr Bäume ausreißen!"*

Ein Mann aus der Gruppe fasst bewundernd auf die Muskeln des Maurers: *„Und wo geht ihr Eisen stemmen?"*

Maurer: *„Zum Eisenstemmen verbleibt uns bei dem Stress hier gar keine Zeit. Unser Mensch versorgt uns jeden Abend mit einer Creme, die* **Retinol (Vitamin A)** *enthält. Das ist unser Anabolikum, das uns Kraft und Saft gibt, ohne dass wir uns dafür abkämpfen müssen."*

Plötzlich kommen ein Mann in Polizeiuniform und ein Pärchen an den Tisch. Sie im Bikini, lange blonde Haare, Topfigur. Er, Beachboy-Body, kurze schwarze Locken, sinnliche Lippen …
Beide mit Sonnenbrille im Haar. Doch was haben sie dort in ihren Händen??
Farbtöpfe mit brauner Farbe und ein Pinselset, anstatt der erwarteten Strandmatte.

Völlig aufgekratzt setzen sich die beiden an unseren Tisch.
Zeit, sich vorzustellen.

Wir: „*Guten Tag, wir sind die Studiengruppe Haut!*"
Der Mann in Uniform: „*Kommissar **Langerhans** (11)! Ihre Ausweise bitte!*"
Jetzt wird es spannend.
Wir: „*Kein Problem, bitte schön! Aber warum kontrollieren Sie unsere Pässe?*"

K. L.: „*Warum wohl? Weil das meine Aufgabe ist! Ich muss feststellen, ob Sie nicht ein **Virus**, eine **Bakterie** oder eine **Pilzspore** sind, vorhaben sich hier breitzumachen und ein Schmarotzerleben zu führen!*"

Wir (an uns herunterschauend): „*Sehen wir aus wie ein Mikroorganismus?*"

K. L: „*Heute ist Rosenmontag, schon vergessen? Da kann jeder alles sein. Aber wie ich sehe, haben Sie alle eine saubere Weste. Ihr Glück, ansonsten hätte ich umgehend die Leitzentrale unserer **Immun**armee benachrichtigt, die dann in null Komma nichts ihre Identifizierungsspezialisten geschickt hätten und danach …!*
Besser Sie erfahren nicht, was diese dann über Sie informierten Soldaten mit Ihnen gemacht hätten.
Sie dürfen Ihren Rundgang nun fortsetzen."

Wir (erleichtert, aber neugierig auf Ken und Barbie): „*Danke, Herr Wachtmeister, aber …*"

K. L.: „*Kommissar!!!!!*"

Wir (kleinlaut): „*Danke, Herr Kommissar, aber bitte verraten Sie uns noch, wer diese beiden Beaus sind.*"

K. L.: „Die eingebildeten Schnösel da? Das sind **Eyk** und **Melanie**, glauben, dass sie was Besseres sind, weil sie nur bei Sonnenschein arbeiten müssen."

Melanie: „Bist ja nur neidisch, weil du immer deine langweilige Uniform tragen musst."

K. L. (reckt sein Kinn und spricht im Dreißiger-Jahre-Stakkato): „Ich – bin – stolz – auf – meine – Uniform!"

Eyk: „Ja, ja, schon klar (und sich eingebildet zurücklehnend, mit einem überheblichen Lächeln auf den Lippen), aber die Uniform passt ja auch zum Namen. Melanie und ich dagegen (kurze Pause, Genießerlächeln) haben lateinische Namen, nämlich **Melanozyten (12)**. Das ist Musik im Ohr, **Langerhans** dagegen … Und nur weil wir Saisonarbeiter sind, bedeutet das noch lange nicht, dass wir weniger arbeiten!"

Wir: „Bitte, bitte, keinen Streit! Ihr beiden, verratet uns doch, warum ihr so beachmäßig ausseht, das Arbeitsmaterial aber aussieht, als ob ihr Maler wärt?"

M.: „Gut beobachtet! (Und schwelgerisch:) Ein Platz an der Sonne, das ist der Name unserer Baustelle."

E.: „Oh Gott, jetzt wird sie wieder theatralisch. (Dreht den Kopf zu uns) Was Melanie ausdrücken wollte: Wir werden immer dann aktiv, wenn die Strahlen der Sonne ins Hautinnere vordringen …"

M.: „Typisch Mann, vergisst wieder die Hälfte!"

E. (guckt verständnislos): „Wie, die Hälfte …?"
M.: „Und was ist mit Solarium?"

E.: „Sie muss immer das letzte Wort haben. O. K. Wir müssen immer dann zur Schicht, wenn **UV-Strahlen** zu uns vordringen, also nichts wie los!"

Maurer (äfft die beiden herzhaft lachend nach): *„Ha, ha: ‚Nichts wie los!'* *Mit eurem Arbeitstempo beeindruckt ihr vielleicht eine Schnecke, und wer muss* *eure Lahmarschigk… dann wieder ausbaden? Die ach so faulen Maurer, die* *dann hier unten von den* **UV-Strahlen** *ins Chaos gestürzt werden.“*

K. L. (steht auf, schreitet zu dem frechen Maurer und spricht – eine völlig neue Seite an ihm – leise und beruhigend auf ihn ein): *„Hör auf, die beiden* *übermäßig zu provozieren, du weißt doch, dass sie uns in der Hand haben!“*

E. (überlegen lächelnd, zu uns gewendet): *„Ja, der Kommissar hat Recht,* *denn Melanie und ich haben das Patent auf unsere Farbe, die deshalb auch* *als* **Melanin** *nach uns benannt ist.*
Nur unsere Farbe verhindert, dass die eigentlich transparenten Mauersteine *die* **UV-Strahlen** *passieren lassen und es dann hier unten ganz schnell wie* *nach einem Bombeneinschlag aussehen würde. Wir geben ja zu, dass wir* *zu Beginn der Saison einen gewissen Zeitraum benötigen, um unser Produk-* *tionsoptimum zu erreichen, doch lassen wir auch immer eine SOS-Reserve* *Farbe vor Ort.*
Außerdem liegt es in der Verantwortung unseres Menschen, dass er seine *‚Eigenschutzzeit' berücksichtigt (mehr dazu im Kapitel ‚Sonne'), bzw. durch* *die Verwendung der passenden Sonnenpflege dafür sorgt, dass es hier unten* *nicht zu einem Arbeitsklima wie in einer frühkapitalistischen Eisengießerei* *kommt.*
Denn auch unsere Geduld hat ihre Grenzen. Je öfter hier unten ‚verbrannte *Erde' angerichtet wird durch zu viel Sonne oder Solarium, desto mehr Ag-* *gressionen stauen sich in uns an, eines Tages reißt uns der Geduldsfaden und* *dann rächen wir uns, indem wir völlig ausrasten, zu Krebszellen mutieren, uns* *dadurch unbegrenzt vermehren und unseren Menschen unter Umständen* *sogar ins Grab bringen, sofern er uns nicht rechtzeitig stoppt!“*
Zum Glück holt Eyk jetzt wieder Luft, während wir mit schlechtem Gewissen alle bisherigen Solariumbesuche und übertriebenen Sonnen-bäder vor unserem geistigen Auge Revue passieren lassen und Besserung geloben.

Nachdem wir hier nun alles Wichtige in Erfahrung gebracht haben, lassen Sie uns wieder aufbrechen. Am besten fragen wir den Wachtm., Kommissar, wie wir zur nächsten Autobahnausfahrt gelangen. Gut, dass Sie mich erinnern; warum der Boden hier so elastisch ist, wollten wir ja auch noch in Erfahrung bringen.

Wir: *„K. L., gestatten Sie uns noch zwei Fragen zum Abschied?"*

K. L. (brummend): *„Na, los!"*

Wir (die Tourkarte vorzeigend): *„Wo ist die nächste Autobahnausfahrt Richtung* **Dermis (13)***?"*

K. L. (seinen Kopf schüttelnd): *„Da führt keine Straße hin! Nehmen Sie dort hinten den Aufzug! Und wie lautet die zweite Frage?"*

Wir: *„Kommissar, wir verstehen nicht, warum wir hier die ganze Zeit wie auf Eiern laufen."*

K. L. guckt verständnislos.

Wir: *„Ja, wenn wir einen Fuß aufsetzen, dann gibt der Boden immer nach. Gehen wir weiter, kehrt er wieder in die Ausgangsposition zurück."*

K. L: *„Das meint ihr! Nun überlegt doch mal. Ihr befindet euch in der Haut! Und jetzt bewegt eure* **Augen- und Lippenpartie***. Was passiert, wenn ihr sie wieder entspannt? Genau, die Haut kehrt in die Ausgangsposition zurück.*
Jetzt drückt einfach mal mit einem Finger auf eure Wange: An dieser Stelle bleibt keine Delle, sondern wenn ihr loslasst, sieht die Partie genauso aus wie vorher. Warum ist das so? Weil die Haut elastisch ist."
Wir: *„Aha! Wie funktioniert dieser Mechanismus?"*

K. L: „*Fahrt erst einmal zur* **Dermis** *und lasst euch überraschen. Vergesst dabei aber nicht den Parkplatz eures Busses. Er lautet:* **Epidermis (14)** *Nr. 10.*"

Wir: „*Dankeschön noch mal und bis bald.*"

Ah, hier ist auch schon der Fahrstuhl. Wow, wie groß der ist! Alle einsteigen, bitte! Und hier sind die Etagenknöpfe:

----1---**Epidermis** (hier waren wir soeben)

----2---**Dermis** (genau da wollen wir hin)

----3---**Subdermis (15)** (das ist die nächste Station)

Alle drin?
Was? Nein, meine Dame, wir können nicht noch einmal zurück, damit Sie eine Toilette aufsuchen können!
Ja, sowie wir in der **Dermis** *angekommen sind, suchen wir als Erstes eine Lokalität für Sie, damit Sie sich erleichtern können.*

Der Lift fährt nun schon seit zwei Minuten, es scheint sehr tief hinunterzugehen. Es riecht sehr eigenartig hier.
Das liegt bestimmt an den auffällig in Orange gekleideten Männern, die wir schon vorhin trafen, als sie die Überbleibsel der „*Free Radicals*" beseitigten. Jeder von ihnen trägt einen Müllsack bei sich. So wie sie müffeln, kennen sie sich sicherlich mit jeglicher Art von Abfallbeseitigung aus und können uns bestimmt sagen, wo sich die nächste Toilette in der *Dermis* befindet. Die Dame mit der schwachen Blase hat wohl den gleichen Gedanken, hört sie doch mit angestrengtem Gesicht, zusammengekniffenen Beinen und wippendem Unterleib einem der Männer zu, wie er mit wild gestikulierenden Händen den Weg schildert.
O. K. Angekommen!
Die Tür öffnet sich. Ziemlich dunkel hier. Alles ist von vibrierenden Kabeln und Rohren, die bestimmt die Kanalisation darstellen, durchzogen.

Es riecht hier ganz klar nach den Männern mit den Müllsäcken, die auch aussteigen und uns anbieten, den Weg zur Toilette zu zeigen. Gut so, denn durch das Rauschen, das aus den Rohren zu uns dringt, wird es keine zwei Minuten mehr dauern, bis die Dame mit der schwachen Blase – deutet man den Ausdruck ihres Gesichts richtig – dem inneren Druck nachgibt und hier ein Malheur geschieht.

Aber da ist das Toilettenhäuschen glücklicherweise schon zu sehen. Direkt neben einem Müllschlucker. Das Gesicht der Dame transformiert zu einem Ausdruck reiner Freude.

Die Männer entsorgen die Müllsäcke in die dafür vorgesehenen Anlagen und bieten uns an, die Gegebenheiten hier zu erklären. Super!

Somit bekommen wir wieder Informationen aus erster Hand.

Und da stehen sie auch schon vor uns. Der Geruch muss halt in Kauf genommen werden.

Wir: „Vielen Dank, dass Sie sich so um uns kümmern!"

MM: „Ach Quatsch! Dieses ewige „Danke, Danke"! Was wollt ihr denn jetzt wissen?"

Wir: „Als Erstes, welchen speziellen Aufgaben die einzelnen Vorrichtungen hier nachkommen."

MM: „?? Könnt ihr auch Deutsch sprechen?"

Wir: „Mmh? O. K.! Watt soll der ganze Kram hier?"

MM: „Na also, so verstehen wir euch! Ihr habt ja gesehen, dass wir mit Müllsäcken runterkamen. Die werden dort hinten entsorgt."

Wir: „Und was ist das für Müll?"

MM: „Na, der ganze Bauschutt, den die Maurer, Eyk und Melanie da oben hinterlassen."

Wir: „Und wofür sind die vielen Rohre hier, in denen es so stark rauscht?"
MM: „Ihr stellt Fragen! Habt ihr nur Dixi-Klos zu Hause? Woran sind denn eure Toiletten angeschlossen und wo landen die ganzen Abwässer, die von ihnen abgehen?"

Wir: „Naja, man betätigt die Toilettenspülung und das Spülwasser wird über die Kanalisation dem Klärwerk zugeführt."

MM: „AHA! Und genauso verhält es sich hier auch. Die **Basalmaurer** leben ja auch nicht nur von Luft und Liebe. Wo oben was reinkommt, da kommt unten wieder etwas raus! Weil hier anständige Verhältnisse herrschen und nicht jeder in die Ecke macht, wie früher in Versailles, gehen auch die Maurer auf die Toilette, wenn sie mal ‚müssen'. Da wir es aber mit anspruchsvollen Maurern zu tun haben, die großen Wert auf ihre lateinische Berufsbezeichnung legen, wurde auch ihre Toilette mit einem vornehm klingenden Namen bedacht, nämlich **Lymphe (24)**! Könnt ihr euch gut merken, denn so willig, wie eine Nymphe nach Sex ist, so willig schlucken die **Lymphe** den Müll. Das sind die vielen rauschenden Rohre, die ihr hier seht!

Und noch eins, je mehr sich unser Mensch bewegt, desto besser transportieren die **Lymphe** *den Dreck ab.*
Wenn unser Mensch aber mal wieder über die Stränge schlägt, wenig schläft, sich ordentlich einen hinter die Binde kippt oder tagelang faulenzt, dann gibt es hier große Probleme, weil die Rohre erschlaffen, kein Druck zum Pumpen mehr vorherrscht und der Müll alles verstopft. Achtet mal drauf. Seht ihr jemanden mit Augenringen, dann ist das ein Zeichen dafür, dass seine Rohre verstopft sind."
Wir: „Faszinierend!"
Die MM schlagen vor, uns die Gegend hier während eines Rundgangs ausführlicher zu erklären. Ihrer Meinung nach gibt es noch einiges zu entdecken. Na dann mal los!

MM: „Ach, da vorn gibt es den leckersten Kaffee überhaupt!"

Wir: „Wo?"

MM: „Dort vorn in dem Häuschen, das rundherum mit Satellitenschüsseln und Antennen bestückt ist."

Wir: „Es gibt hier also auch ein Nachrichtenstudio?"

MM: „Ja, in der Art. Allerdings ein wissenschaftliches Nachrichtenstudio."

Beim Näherkommen bemerken wir erstaunt, dass auf dem Dach Waagen befestigt sind.

Wir: „Ist es möglich, dass die Wissenschaftler vielleicht etwas verrückt sind?"

MM: „Warum?"

Wir: „Bei uns zu Hause stehen die Satellitenschüsseln AUF dem Dach und die Waagen IM Haus!"

MM: „Ihr seid hier aber nicht bei euch zu Hause, sondern IN der Haut. Die Waagen sind dafür bestimmt, den Druck der Dinge, die auf die Haut einwirken, zu messen und zu melden.
Nur so weiß unser Mensch, ob er grade sitzt, steht oder liegt, je nachdem, an welcher Stelle seines Körpers der Druck einwirkt. Sie signalisieren ihm, wo der berühmte ‚Schuh drückt' bzw. geben ihm das Signal, dass er sich mal wieder den Kopf am Schrank gestoßen hat, damit er beim nächsten Mal besser achtgibt."
Wir betreten das merkwürdige Haus. MMHHH, wie lecker es nach Kaffee duftet. Und welch aufgeregtes Treiben hier herrscht. Überall Messgeräte, Computer und Telefone.
Spannend!

Einer der Wissenschaftler wird auf uns aufmerksam und bietet uns Plätze am Pausentisch an. Wir setzen uns, neugierig geworden, das ganze Treiben hier erklärt zu bekommen. Doch alle sind am Tuscheln wegen der unglaublich großen spitzen Ohren des Wissenschaftlers.
Woher kennen wir die bloß?
Der Wissenschaftler schenkt uns allen Kaffee ein, nimmt am Kopfende Platz, stellt sich als „Doktor Neuro" vor und bittet uns, unsere Fragen zu stellen.

Wir: *„Sagen Sie, Doktor, die ganzen Geräte hier, Ihre vielen aufgeregt herumlaufenden Kollegen und das noch nie gesehene Kaffee-Equipment. Was hat das alles zu bedeuten?*
Sind wir hier in einem Coffee-Shop-Headquarter?"
Dr. N.: *„Nein, nein. Der Kaffee dient uns als Treibstoff, denn wir stellen sozusagen die Schaltzentrale **(Nerven 16)** der Haut dar. Bei uns laufen alle wichtigen Informationen zusammen, die wir dann im Bruchteil einer Sekunde an unseren großen Boss, offizieller Name ‚Gehirn', inoffizieller Spitzname ‚Big Brother', weiterleiten. Der große Boss schickt uns dann wiederum die daraus resultierenden Instruktionen, die wir dann weiter an die einzelnen Mitarbeiter hier übermitteln."*

Wir: *„Und um welche Informationen handelt es sich dabei, Dr. Spock?"*

Jetzt ist es raus, die ganze Zeit lag uns der Name auf der Zunge. Allgemeines Gelächter, das abrupt verstummt, als der so betitelte Doc anfängt zu brüllen: *„Witzig! Entweder unterhalten wir uns hier ernsthaft und Sie nennen mich bei meinem richtigen Namen oder wir brechen die Konversation hier directement ab!"*

Uns liegt die Frage auf den Lippen, ob er wohl mit Kommissar Langerhans verwandt ist, da beide das gleiche brodelnde Temperament verbindet. Jedoch angesichts der vorausgegangenen Drohung verkneifen wir uns besser die Frage.

Dr. N.: „*Also, für welche Variante entscheiden Sie sich?*"

Wir (so kleinlaut wie bei K. L.): „*Doktor Neuro, um uns nicht um den einzigartigen Genuss Ihrer exklusiven Informationen zu bringen; für die erste Variante!*"

Dr. N: „*Um auf Ihre Frage zurückzukommen, es handelt sich dabei um alle Informationen, die die Haut als Sinnesorgan wahrnimmt. Angefangen beim Druck – die dafür vorgesehenen Waagen haben Sie ja schon bewundert – bis zur Temperatur, für die, wie könnte es auch anders sein, die Thermometer an der Außenwand hängen.*"

Plötzlich wird es hinten bei den Frauen unruhig. Dr. Neuro bekommt diesen unheimlichen Blick, der bei hochintelligenten Menschen auftritt, die sich unverstanden fühlen.
Hoffentlich bedeutet das jetzt nicht das Ende unseres Exkurses in die neuronale Zwischenwelt!

Dr. N. (mit hochgezogenen Augenbrauen): „*Die Damen dort hinten, haben Sie meinen Informationen etwas hinzuzufügen?*"

Eine Dame: „*Nein! Dr. Euro!*"

Dr. N. (brüllt aufgebracht): „**N**EURO!!!"

Die Dame läuft rot an und druckst: „*Entschuldigung Professor, aber der Kaffee …*"

Dr. N. (noch aufgebrachter): „*Was soll denn mit dem Kaffee sein? Es gibt hier weit und breit keinen besseren!*"

Die Dame (fast flüsternd, kurz vorm Tränenausbruch): „*Ja, das stimmt, aber dafür drückt jetzt die Blase schon wieder.*"

Dr. N. (mürrisch): *„Dort hinten, die Tür links!"*

Und fährt – ohne auf die abwesenden Damen Rücksicht zu nehmen – fort: *„Des Weiteren sind wir hier für ALLE Informationen zuständig, also z. B. welche und wie viele Nährstoffe gebraucht werden, wie stark die Haut durchblutet wird, welches Arbeitstempo unsere Kollegen an den Tag legen müssen etc. Gibt es weitere Fragen?"*

Gibt es schon, doch würde die uns zur Verfügung stehende Zeit nicht ausreichen, sie alle en détail zu beantworten, und brechen nach dieser beeindruckenden Einführung in die Informationsabläufe unserer Haut mit vollem Magen und leerer Blase auf zu unserer nächsten Station, nicht ohne uns bei Dr. Neuro (Spock hätte aber auch zu gut gepasst) zu bedanken, der unsere Verabschiedung mit einem gnädigen, leicht überheblichen Lächeln erwidert.

Nun denn, was liegt als Nächstes auf unserem Weg?

Wie es aussieht, eine Folge von Dallas: Auf beiden Seiten des Weges sind nämlich Bohrvorrichtungen mit Pumpen und aufwärtsführenden Rohren zu sehen.

Wirklich bemerkenswert, was es in unserer Haut alles zu entdecken gibt. Und da warten auch schon J. R. und Miss Elly. Wie im TV, er mit Cowboyhut und sie „typical american", mit einem blitzenden Lachen, das höchstwahrscheinlich nur dann für eine Sekunde versiegen würde, wenn man lauthals ihr wahres Alter verrät.

Dr. Neuro muss ihnen unser Kommen schon angekündigt haben, denn erwartungsfroh begrüßen sie uns und gehen mit forschem Schritt, den wir Miss Elly in ihrem Alter gar nicht zugetraut hätten, voran.

Währenddessen stellen sie sich vor. Wie hätte es auch anders sein können, heißen sie nicht J. R. und Miss Elly, sondern Fetty und Olivia.

Olivia macht ihrem Namen alle Ehre, indem sie ununterbrochen Oliven nascht und Fetty muss einer der Hauptgründe des finanziellen Erfolgs McDonald's sein. Er isst inzwischen den dritten Big Mac seit unserem Kennenlernen.

Mit dem liebevollen Blick einer Mutter schweifen Olivias Augen über die Bohrfelder. Sie wendet sich uns zu, lässt ihre schneeweißen Zähne blitzen und beginnt zu erzählen:

„My Dears, ist das hier nicht alles marvelous, all die Bohrtürme, die Pumpen und Rohre. Ohne Unterbrechung sind Fetty und ich hier am Fördern. The best thing am Ganzen aber ist, dass die Quellen, solange wie ich, mein Darling und unser Mensch leben, nie versiegen werden.

Auch für den Absatz der geförderten Mengen ist immer gesorgt.

*Das, was hier aus den blasenförmigen Bohrlöchern, auch **Talgdrüsen (17)** genannt, herauskommt, wird umgehend auf die Hautoberfläche gepumpt und sorgt dort mit für den hauchdünnen Film, auf dem euer Bus zu Beginn der Tour so zögerlich fahren musste."*

Wir: *„Scheint ja ein echt cooler Job zu sein, den ihr beide hier ausführt. Euer Rohstoff kommt frei Haus, ihr habt keine Konkurrenz, und Probleme mit fehlenden Absatzmärkten kennt ihr auch nicht."*

Fetty und Olivia bleiben stehen: *„Nein, Dears, ganz so einfach ist es auch nicht. Look, am besten wir machen jetzt a little picnic und Fetty erzählt euch some Einzelheiten, right? Ich habe extra Sandwiches für euch vorbereitet."*

Diäthaltenden Menschen kann diese Tour nicht empfohlen werden.

Olivia bittet uns, ihr beim Ausbreiten einer riesigen Malerplane behilflich zu sein.

Wir: *„Wofür dieser Aufwand?"*

Olivia: *„Honeys, look! Euer Dress, my God, is so marvelous, but, eine falsche Bewegung von euch und ihr habt überall Flecken, right?"*

Sehr praktisch veranlagt, diese Frau. Unser Picknickplatz nimmt langsam Gestalt an. Fetty verteilt einige Decken auf der Plane, wir machen es uns bequem und Olivia – unglaublich, an was sie alles gedacht hat – serviert jedem von uns ein Sandwich. Auf einem Pappteller. Dabei handelt es sich jedoch nicht um gewöhnliche Bierzeltpappteller, sondern um liebevoll gestaltete Kunstwerke, deren Rand mit kleinen Bohrtürmen verziert ist.

Olivia: *„Dears, sind die Teller nicht marvelous?"*

Ja, sind sie. Inzwischen finden wir die Sandwiches auf dem Teller aber noch mehr marvelous. Um sie nicht vor den Kopf zu stoßen, nicken wir zustimmend auf Olivias Frage, um die Zeit bis zum ersten Anbeißen nicht künstlich zu verlängern.

Ihrem Blick nach wartet eine weitere Überraschung auf uns.

Olivia: *„Und jetzt, Dears, hebt die Sandwiches hoch und schaut, was unter ihnen geschrieben steht!"*

Langsam wird das Picknick anstrengend. O. K. Wir heben das Sandwich Richtung Mund, lesen, was auf den Tellern gedruckt steht: *Fatter is BETTER!* – Wir starren Olivia hilflos an, unfähig den Sinn dieser Worte zu begreifen.

Die vertrackte Situation entspannt sich erst, als es einem aus der Gruppe gelingt, mit dem Satz *„Deine Figur kann damit ja nicht gemeint sein!"* Olivia ein Kompliment zu machen und ihr ein gehauchtes *„Thanx!"* zu entlocken.

Den leisesten Anschein von Nebenbuhlerei direkt im Keim erstickend, fängt nun Fetty an, mit sonorem Bass auf unser eigentliches Anliegen zurückzukommen und uns über die Hintergründe der (**Talg**-)Produktion zu informieren:

„Wie ihr schon sagtet, macht das alles hier einen ziemlich easy Eindruck. Aber, for example, in unserer Jugend, als unser Mensch so um die 13–14 Jahre alt war, ging hier eines Nachts die Hölle los. Mitten im Tiefschlaf wurden Olivia und ich von Dr. Neuros Kollegen geweckt, weil aus den Bohrlöchern plötzlich, wie von Zauberhand gesteuert, ein Vielfaches der üblichen Menge an **Talg** *gepumpt wurde. Olivia und ich verstanden gar nichts mehr. Nach einigen Stunden sahen wir aber, dass es nicht zu lebensbedrohlichen Auswirkungen kam, und legten uns wieder hin. Das Gefühl der Unruhe blieb.*

Die nächsten Tage verliefen normal, abgesehen von der weiterhin stark überhöhten Förderung. Wir trauten der Sache noch immer nicht und sollten Recht behalten.
Etwa eine Woche später, wieder mitten in der Nacht, stürmten Kommissar Langerhans ...“

Olivia bekommt einen verklärten Blick: „Wie gut er damals aussah ...“

Fetty (aufgebracht): „Dear, shut your mouth!“

Olivia: „Aber du und Melanie!“

Fetty: „Nicht vor den Leuten hier!! Also K. L., seine Kollegen vom Sicherheitsdienst und ein ganzes Bataillon Soldaten der **Immun**armee stürmten in unser Schlafzimmer.“

Olivia: „Ja, und alle sahen mich ungeschminkt, unfrisiert und im Negligé.“

Fetty: „Ja, und es war fast eine Sache der Unmöglichkeit, die Guys von der Army wieder aus dem Schlafzimmer herauszubefördern, damit ich mit K. L. die Situation in Ruhe klären konnte.“

Olivia: „Und du meinst, das lag an mir?“

Fetty: „Etwa an mir? Dann müssten sie ja alle gay gewesen sein!“

Olivia schaut erschrocken. Dieses Wort würde sie wohl, ebenso wie die Anzahl ihrer Lebensjahre, niemals in den Mund nehmen. Somit durften wir jetzt das zweite Thema kennenlernen, bei welchem sich ihr strahlendes Lächeln zu einem Ausdruck verwandelt, mit dem sie ein perfektes Werbemotiv für Kampfhund-Equipment abgeben würde. Währenddessen setzt Fetty zum dritten Anlauf an, seine Geschichte zu Ende zu erzählen: „Nachdem ich nun mit K. L. und Olivia allein war, erklärte mir der Kommissar, was geschehen war.

Unser Mensch geriet aufgrund seines Alters in einen Zustand, der unter Menschen ‚Pubertät‘ genannt wird. Das bedeutet, dass unser Mensch über Nacht zur wandelnden Bombe wird.

Der Sprengstoff, der in seinem Blut brodelt, nennt sich **Testosteron**, klingt wie Bombodrom und wirkt auch so. Aber Dears, wenn ich euch jetzt erzähle, wie dieses Zeug noch so wirkt, dann haben wir wieder ein Problem mit meinem Darling.“

Grinsend nimmt er die sich sträubende Olivia in den Arm.

Fetty: „Doch, by the way, K. L. erklärte uns also die Wirkung des **Testosterons**, die dafür verantwortlich war, dass sich die Fördermenge, wie eingangs erwähnt, über Nacht vervielfachte. Allerdings führte die Menge an Öl **(Talg)** auf der Hautoberfläche dazu, dass die alten Mauersteine **(Hornzellen)** – die, die von den **Basalmauern** produziert wurden und oben ankamen, nun nach erfüllter Aufgabe eigentlich von der Haut abzufallen hätten – auf der Oberfläche verblieben und sich mit dem Öl **(Talg)** zu einer klebrigen Masse verbanden. God, als Olivia und ich die Schweinerei mit K. L. besichtigen gingen …“

Olivia: „Dear, hör auf mit dem Thema, ich krieg schon wieder Herpes!“

Fetty: „Es war jedenfalls widerlich! Das Schlimmste an der Sache war jedoch nicht ihr Anblick, sondern ihre Auswirkung auf die Haut. Denn dieses grässliche Gemisch aus **Hornzellen** und **Talg** stellte für die **Bakterien**, die ja tagtäglich versuchen sich auf der Haut breitzumachen, im wahrsten Sinne des Wortes ein ‚gefundenes Fressen‘ dar. Es wimmelte dementsprechend nur so von ihnen. Ein Zoo ist gar nichts gegen die Zustände, die damals auf der Haut herrschten. Warum kam es aber nun zu besagtem Sicherheitsalarm?

Weil dieses Gemisch aus **Hornzellen**, **Talg** und **Bakterien** anfing, die Rohre **(Talgdrüsen)** und die **Poren** – das sind die kleinen Öffnungen, die ihr oben gesehen habt – zu verstopfen. Die **Bakterien**, für die dieser Brei das reinste Schlaraffenland war, vermehrten sich ums Tausendfache und versuchten, immer tiefer in die Haut vorzudringen. Zum Glück bemerkte K. L. direkt diese Attacke und verständigte umgehend die Armee. Ja, und da es nicht nur eine **Talgdrüse** und eine Pore gibt, wurde nun an unzähligen Fronten gleichzeitig gekämpft.

Jedes Mal wenn die Eindringlinge sich geschlagen gaben, hüllten wir sie zur Strafe in gelbe Zwangsjacken und hänselten sie – da sie ja aussahen wie das Gelbe vom Ei – mit den Worten: **Ei-ter, Ei-ter,** so eklig ist kein Zweiter!

Unsere Hautbasis war nun also durch den heldenhaften Einsatz der Armyguys nicht mehr von den Eindringlingen bedroht.

Vom ‚Big Brother' – dem **Gehirn**, you know – erfuhren wir, dass es einige Jahre dauern würde, bis sich das Verhältnis zwischen dem **Testosteron**spiegel, der Anzahl der **Hornzellen** und der Öl-**(Talg-)**Produktion normalisieren würde.

Für die **Immun**-Army stellte es nach eigenen Aussagen auch kein Problem dar – nun, nachdem sie die genauen Schwachpunkte der Eindringlinge, die ja dieselben blieben, kannte –, diese in Schach zu halten.

Nur unser Mensch hatte jetzt ein großes Problem.

Er konnte unsere Freude über die gelben Zwangsjacken nicht teilen und wurde von seiner menschlichen Umgebung entweder bemitleidet oder abgelehnt, da er eine so starke ‚**Akne**' hatte, wie die Menschen die Eiteransammlungen nannten."

Olivia (kurz vor einem Tränenausbruch stehend): „*Unser armer Mensch, was musste er damals leiden! Es war eine echte Herausforderung für ihn, bis er eines Tages erfuhr, dass Mittel und Wege existieren, die Hautoberfläche trotz des starken Ölflusses wieder schön klar und gleichmäßig werden zu lassen.*"

Fetty: „*Danach entspannte sich die Lage sehr.*"

Wir: „*Um welche Mittel handelte es sich dabei?*"

Olivia: „*Das Wichtigste war, dass er begriff, welche Bedeutung der regelmäßigen* **Reinigung** *zukommt. Er besorgte sich ein mildes* **Waschgel** *und ein* **Gesichtsbürstchen**, *mit denen er endlich morgens und abends die ekelhaften Beläge aus Öl und Hautschüppchen entfernte. Natürlich beging er auch den typischen Anfängerfehler, anschließend ein* **Gesichtstonic** *zu verwenden, das* einen hohen **Alkoholgehalt** aufwies. Zwar staunte er jedes Mal, nachdem er mit dem **alkohol**getränkten Wattebausch über sein Gesicht strich: ‚Was da noch alles rauskommt‘, jedoch bedachte er nicht, dass dieses dauernde ‚**Null-Öl**-Programm‘ dazu führte, dass hier unten ständig das Signal ankam: ‚Hey, kein **Öl** mehr auf der Haut, legt mal einen Zahn zu bei der Förderung.‘

Danach überschlugen sich die Pumpen regelrecht und es gelangte noch mehr **Öl** an die Oberfläche.

Zum Glück riet eine Freundin unserem Menschen, auf ein **Gesichtstonic** umzusteigen, das keinen **Alkohol** enthielt und mit **Kräuter**extrakten angereichert war, die zum einen dazu führten, dass sich die Förderung verlangsamte, und zum anderen dafür sorgte, dass die Hälfte der **Bakterien** den Geist aufgab, bevor sich die **Immunarmee** um sie kümmern musste.“

Fetty: „Perfekt wurde das Ganze, als er sich schließlich noch angewöhnte, abschließend eine **Pflegeemulsion** aufzutragen, die **mattierend** wirkte. Das heißt, sie enthielt tausende kleine **Mineralpartikel**, die – wie kleine **Schwämmchen** – kontinuierlich das überschüssige Öl aufsaugten.

Well, ihr seht, so leicht wie heute hatten wir es nicht immer!“

Während des Vortrages kam dem Fan von Olivia – dem, der vorhin mit seinem Kompliment über ihre Figur die Situation so geschickt rettete – die hervorragende Idee, uns ‚typical american‘ bei den beiden zu bedanken und zu verabschieden.

Unter der Hand ließ er einen Zettel herumgehen, auf welchem für alle zu lesen stand, wie wir seine glorreiche Idee umzusetzen hätten. Da kommt auch schon sein Startzeichen. Hoffentlich gelingt es auf Anhieb! Wir gehen also wie verlangt alle in die Knie, beugen den Oberkörper mitsamt den Armen vornüber, rufen beim Aufstehen mit anschwellender Stimme: „THANK YOU, it was so **MARVELOUS**!“

Mit dieser Performance sind wir an die Grenzen von Olivias Belastbarkeit gestoßen. Mit Tränen der Rührung in den Augen fällt sie jedem von uns um den Hals, Küsschen links, Küsschen rechts, und kann gar nicht mehr aufhören mit dem „You are so lovely“-Sagen. Kann es sein, dass der all-

gemeine Gefühlsüberschwang dazu führt, dass es mit einem Mal immer heißer wird?
Unglaublich, diese Hitze!

Da kommt auch schon Dr. Neuro angerannt; Olivia und Fetty zurufend:
*„Los, los! Schluss mit dem Vortrag! Wir müssen alle **Klimaanlagen** auf Hochtouren bringen!"*

Aircondition? Super! Wie im 5-Sterne- Hotel.

Olivia, Fetty und Dr. Neuro laufen zu überall verteilten Wasserpumpen, von denen Schläuche abgehen, die nach oben, zur Hautoberfläche, führen.
Die drei schalten sämtliche Pumpen auf volle Leistung.
Umgehend kühlt es sich ab.

Dr. Neuro: *„So funktioniert das **Schwitzen**! Ein uraltes Prinzip. Soll eine Fläche gekühlt werden, so wird diese befeuchtet.*
*Das Verdunsten der Feuchtigkeit führt dann zur Abkühlung der betreffenden Fläche, da das verdunstende Wasser Wärme mit sich zieht. Deshalb legen schlaue Eltern so viel Wert darauf, dass ihre Kinder im Winter nicht mit nassem Haar ins Freie gehen, sich den Kopf verkühlen und schließlich eine Er-Kält-ung zuziehen! Und die Wasserschläuche, das sind die **Schweißdrüsen (18)**."*

Wir lernen einfach nicht aus, hier unten.
Nach einem letzten *„Good Bye!"* zu Olivia und Fetty setzen wir unsere Tour fort.
Angeregt von den vielen Eindrücken unserer letzten Stationen, setzt ein intensiver Erfahrungsaustausch unter den Gruppenteilnehmern ein.
All die Informationen, die auf uns eingeprasselt sind, angefangen von den müffelnden Müllmännern, die für die Lymphe tätig sind, über Dr. Neuro und sein Wissenschaftszentrum, über die unvergessliche Olivia mit ihrem Fetty und ihrer Leidenschaft für alles Ölige, bis hin zur unschlagbar ein-

fachen und direkt wirkenden *Klimaanlage*, lassen uns in ihrer Faszination nicht los.

Während wir uns alle am Unterhalten sind, dringt ein seltsames Geräusch immer stärker an unsere Ohren: *„Boing, Boing, Boing."*

Abrupt enden unsere Dialoge. Ängstlich schauen sich einige Gruppenmitglieder um, denn Vorsicht ist die Mutter der Porzellankiste und nach den teilweise lebensgefährlichen Zwischenfällen unserer Tour haben wir uns angewöhnt, eine gewisse Vorsicht walten zu lassen.

Da ruft jemand: *„Entwarnung! Ich weiß, woher das Geräusch stammt! Von den riesigen Couchfedern dort!"* Er zeigt auf seltsame Gebilde die in der Tat aussehen wie Federn, die im Inneren einer Couch für die angenehme Bequemlichkeit sorgen. In unregelmäßigen Abständen werden sie von oben zusammengedrückt und geben beim Auseinanderspringen ihr unvergleichliches *„Boing, Boing, Boing"* von sich.

Und hier, inmitten des Waldes aus Spiralen, treffen wir auf eine Gruppe von Handwerkern, denen unser Kommen auch schon angekündigt wurde, denn zwei von ihnen wenden sich uns direkt zu. Einer der beiden – in der linken Hand einen großen Strauß roter Rosen haltend – geht mit gewinnendem Lächeln auf die Damen der Gruppe zu, überreicht jeder eine Rose und begrüßt sie mit den Worten: *„Herzlich willkommen, ich bin Jaroslav Fibrolblastycz* **(Fibroblasten 21)**", während er charmant ihre Hand küsst. Der andere der beiden begrüßt die männlichen Teilnehmer unserer Tour mit den Worten: *„Herzlich willkommen, ich bin Wladislaw Fibroblastycz!",* und überreicht dabei jedes Mal ein kleines Fläschchen Wodka zum Anstoßen.

Wie es aussieht, gilt es für ihn als unschicklich, nach einem lauthals ausgerufenem *„Nastrowje"* einen Rest Wodka im Fläschchen zu belassen, und kommt somit nicht umhin, für jeden neuen begrüßten Gruppenteilnehmer ein weiteres Fläschchen zu öffnen und zu leeren.

Unter seinem steigenden Promillespiegel leidet nun zusehends nicht mehr nur seine körperliche Balance, sondern auch seine Artikulationsfähigkeit. Schließlich, beim letzten Teilnehmer angelangt, reicht es nur noch zu einem lallenden *„Nasowje".*

Daraufhin übernimmt Jaroslaw das gegenseitige Vorstellen und gleicht die fehlende Balance seines Bruders durch Unterhaken aus. Er bittet uns, ihnen in die Werkstatt zu folgen. Wir treten ein und warten, während Jaroslaw seinen Bruder zum Ausnüchtern ins Schlafzimmer bringt.

Wie es aussieht, sind hier alle Möbel in Eigenarbeit von den Handwerkern zusammengebaut worden.

Auch der „polnische Altar" fehlt nicht, ein Ensemble, bestehend aus rotweißer Staatsflagge mit Adler, links davon ein Bild von Lech **Wałęsa** und rechts eins von Johannes Paul II.

Da kommt auch schon Jaroslaw zurück.

Im Gegensatz zu seinem Bruder bewirtet er uns mit köstlichem schwarzen Tee, der mit Bienenhonig gesüßt ist.

Und erst als er auch die letzte Dame persönlich gefragt hat, ob alles zu ihrer Zufriedenheit ist, fordert er uns auf, unsere Fragen zu stellen. Natürlich können wir unsere Neugier, was es mit den riesigen *„Boing, Boing"* von sich gebenden Spiralen auf sich hat, nicht bändigen und so lautet unsere Frage dementsprechend: *„Jaroslaw, wofür sind die ganzen Spiralen?"*

Jaroslaw (lächelt verschmitzt): *„Die Antwort auf diese Frage habt ihr vor einigen Stunden schon selbst gegeben."*

Wir (mal wieder verständnislos dreinschauend): *„Wie?"*

J.: *„Als ich vorhin mit Kommissar Langerhans telefonierte und er mir euren Besuch ankündigte, berichtete er mir, dass ihr verwundert wart über die Elastizität des Bodens. Erinnert ihr euch?"*

Wir: *„Ja, klar! Und?"*

J.: *„Der Boden, über den ihr oben in der **Epidermis** langlieft, wird hier unten in der **Dermis** von ebendiesen Spiralen gefedert – das heißt, bei Belastung gibt er nach – und verankert gleichzeitig. Verankert deshalb, damit die Bestandteile der Haut nicht der Erdanziehungskraft zum Opfer fallen."*

40

Wir: „Aaah!"

J.: „Und immer, wenn ihr auf einer **Creme**packung etwas von **Collagen**en (20) oder **Elastin**en (19) lest, dann sind diese Spiralfedern gemeint. Denn nur wenn diese in ausreichender Anzahl und voller Spannkraft vorhanden sind, führt das von außen gesehen zu einem straffen, festen Hautbild."

Bis auf einer alten Dame leuchtet das allen ein. Sie fragt: „Jaroslaw, mein Lieber, könntest du mir das noch einmal genau erklären?"

J.: „Aber sicher, meine Dame! Stellen Sie sich vor, Sie gehen zu einer Ihrer Freundinnen zum Kaffeekränzchen …"

Die Dame strahlt: „Ja, am besten zur Ernie, da gibt's immer sooo lecker Likörchen!"

J.: „Gut, Sie gehen zu Ernie. Hat Ernie eine Couch oder einen Sessel?"

Dame (verwirrt): „Also Jaroslaw! Meinst du, wir sitzen bei ihr auf dem Fußboden? Natürlich hat sie eine Polstergarnitur!"

J.: „Sie setzen sich also auf die Couch …"

Dame: „Nein, nein, nein!! Auf Ernies Couch kriegen mich keine zehn Pferde mehr! Das letzte Mal, als ich dort war (sie bekommt vor Aufregung einen hochroten Kopf, hoffentlich hat sie ihre Blutdrucktabletten dabei), saß ich ausnahmsweise auf der Couch. Gut, ich gebe es zu, ich hab ein paar Likörchen zu viel getrunken, aber ihre Couch ist dermaßen durchgesessen, als wir aufbrechen wollten, ist es mir nur dank der Hilfe von Otti und Liliane gelungen, aus dieser Polsterfalle herauszukommen."

Jaroslaw (unbeirrt vom Couchzwischenfall): *„Gut, Sie sitzen in Ernies Sessel. Was unterscheidet einen bequemen Sessel von einem harten Stuhl?"*

Dame: *„Er ist schön weich."*

J.: *„Genau, und warum ist er so schön weich?"*

Dame: *„Du stellst aber auch Fragen, Junge! Weil er gepolstert ist!"*

J.: *„Und diese Polsterung entsteht durch Federn, die unter dem Sitzbezug dafür sorgen, dass dieser bei Belastung nachgibt. Sind diese Federn wie in Ernies Sessel noch funktionsfähig, dann federn sie zurück, wenn die Belastung nachlässt. Sind sie aber wie in Ernies Couch ausgeleiert, verbleiben sie in ihrem zusammengepressten Zustand und eine Kuhle entsteht. Ebenso verhält es sich mit den Federn in der Haut, sind diese ausgeleiert oder nicht mehr vorhanden, sprechen wir hier nicht von einer Kuhle, sondern von einer **Falte**!"*

Dame: *„Jetzt wird mir einiges klar!"*

Das Wort *„**Falte**"* hat in unserer Runde zu allgemeiner Hochspannung geführt und es bedarf jetzt keiner hellseherischen Fähigkeiten, um zu erahnen, welche Frage als Nächstes gestellt wird.

Mehrere Teilnehmer platzen auf einmal los: *„Jaroslaw, und was können wir tun, damit wir keine ‚Kuhlen' im Gesicht bekommen?"*

J.: *„Kommt mit, ich zeig euch was!"*

Wir folgen seiner Aufforderung und verlassen die „polnische Botschaft" bzw. Werkstatt.
Draußen umgibt uns wieder das bekannte „*Boing, Boing*".
Bei einer unbeweglichen **Collagen**spirale, die wie mit Raureif überzogen aussieht und kein „*Boing*" mehr von sich gibt, machen wir halt.

Wir: „*Gab es Frost?*"

J.: „*Nein, das ist* **Zucker***. Wer es nicht glaubt, soll ruhig kosten.*" Einige aus der Gruppe kratzen tatsächlich etwas von dem weißen Belag ab, probieren ihn mit der Zunge und stimmen Jaroslaws Aussage zu.

J.: „*Wie ihr seht, bewegt sich die Feder überhaupt nicht mehr, da der* **Zuckerüberzug** *sie regelrecht versteinert hat. Es dauert nicht mehr lange und sie wird aufgrund der fehlenden* **Elastizität** *und dem auf ihr lastenden Druck zusammenbrechen. Wird sie dann von uns, den Gebrüdern Fibroblastycz, nicht ersetzt, wird die Haut über ihr an dieser Stelle immer weiter nachgeben. Der erste Schritt zur* **Falte***.*"

Allgemeines Erschrecken. Nachdem wir unsere Fassung wiedererlangt haben, fragen wir: „*Woher kommt der Zucker?*"

J.: „**Zucker** *kommt überall im Körper vor. Aus ihm wird in jeder Zelle die Energie freigesetzt, die sie zum Leben benötigt.*"

Wir: „*Und wie können wir die Ver***zucker***ung verhindern?*"

J.: „*Verhindern wird schwierig. Das wäre wie Baden, ohne nass zu werden. Allerdings könnt ihr den Ver***zucker***ungsprozess verlangsamen. Doch viel wichtiger ist es, dafür zu sorgen, dass wir, die Gebrüder Fibroblastycz, immer in Topform bleiben. Wie das am besten geht, erfahrt ihr im nächsten Kapitel des Buches. So, lasst uns weitergehen. Ich zeige euch jetzt etwas, das noch viel gefährlicher für die* **Collagen***- und* **Elastin***fasern ist. Als nämlich vorhin, seit drei Wochen mal wieder die Sonne draußen schien, vergaß unser Mensch eine Creme mit* **Lichtschutzfaktor** *aufzutragen. Er denkt nämlich immer noch, dass, solange er sich nicht direkt sonnt, keine Gefahr von der* **Sonnen***strahlung ausgeht. Zu welchen Folgen dieser Irrtum führt, seht ihr gleich.*"

Wir erreichen ein Feld, das aussieht, als ob hier ein Tsunami gewütet hat. Es ist komplett mit zerbrochenem **Collagen** und **Elastin** bedeckt. Auch hier ist kein „*Boing, Boing*" zu hören, dafür steigt uns ein altbekannter müffelnder Geruch in die Nase und da sind auch unsere Bekannten von der *Lymph*-Müllabfuhr. Eifrig beseitigen sie die allseits verstreuten Trümmer, während Jaroslaws Kollegen vom *Fibroblasten*-Team überall neue *Collagen*- und *Elastin*spiralen aufbauen.

Jaroslaw ruft einem von ihnen zu: „*Hey, Miroslaw! Komm her, sag deinem Bruder ‚Guten Tag'!*"

Miroslaw lässt nicht lange auf sich warten, gesellt sich zu uns und stellt sich mit demselben Charme seines Bruders vor.

J.: „*Wie ist die Lage?*"

M.: „*Du siehst ja, Großkampftag!*"

In diesem Moment strömt von allen Seiten eine seltsame Flüssigkeit über den Boden auf uns zu.

M.: „*Oh Maria, schon wieder ein Sonnentsunami!*"

Wir (erschrocken, verwirrt und verängstigt, einige Damen kreischen sogar vor Aufregung): „*Was ist das?*"

Miroslaw spricht mit ruhiger Stimme auf uns ein: „*Ihr habt nichts zu befürchten. Diese Flüssigkeit, die sogenannte Kollagenase, entsteht, wenn hier in der Haut zu viel UV-Licht vordringt, egal, ob von der Sonne oder vom Solarium stammend. Außer nassen Füßen kann euch nichts weiter geschehen.*"

Doch hat er mit diesem Satz bei den Damen der Gruppe das Gegenteil dessen erreicht, was er eigentlich beabsichtigte.

Aufgebracht fahren sie ihn an: „*Wir wissen ja nicht, was deine Schuhe gekostet haben! Unsere sind jedenfalls nicht vom Flohmarkt. Und wie es aussieht, sorgt deine ach so harmlose Flüssigkeit dafür, dass sich unsere Schuhe verfärben.*“

M. (genervt und lauter werdend): „*Kann ja alles sein! Trotzdem könnt ihr euch jederzeit neue Schuhe kaufen. Viel wichtiger ist dagegen, was hier grad passiert. Die ätzende Flüssigkeit zerstört nämlich grade den gesamten Wiederaufbau der letzten drei Stunden!*“

Und tatsächlich, sämtliche neu errichteten *Collagen-* und *Elastin*fasern brechen unter der zersetzenden Einwirkung der Flüssigkeit zusammen.

Jaroslaw redet beruhigend auf Miroslaw ein, der schon vor Wut zittert: „*Mach dir nichts draus, Miroslaw, wir fangen eben wieder von vorn an, wie schon so oft. Spätestens wenn unsere Kraft eines Tages versiegt, wir keine neuen **Collagen-** und **Elastin**fasern mehr herstellen, spätestens dann, wenn unser Mensch im Gesicht wie ein Knautschkissen aussieht, wird er munter werden. Dann wird er jeden Tag eine Creme mit **LSF** benutzen und alles dafür tun, damit es uns, den **Fibroblasten**, an nichts mangelt.*
Spätestens dann werden wir Tag und Nacht das Leben führen, das wir verdient haben.“
Die Aussicht auf ein Leben mit Schlaraffenland-Ausmaßen lässt Miroslaws Laune spürbar steigen.
Seinen absoluten Stimmungshöhepunkt erreicht er, als er seinen Bruder Wladislaw um die Ecke kommen sieht.
Die drei Brüder fallen sich ausgelassen um den Hals.
Nach dieser herzzerreißenden Wiedersehenszeremonie wendet sich Wladislaw – mit einem leicht verkaterten Blick – zu uns, entschuldigt sich für seinen alkoholischen Fauxpas und bietet an, uns auf dem Rückweg zum Fahrstuhl zu begleiten, da wir hier in der *Dermis* nun alle wichtigen Stationen entdeckt haben. Wie könnten wir dem charmanten Wladislaw böse sein? Wir nehmen sein Angebot an und lassen uns von ihm zum Fahrstuhl zurückbegleiten.

Dieser wartet auch schon mit geöffneten Türen auf uns. Wladislaw verweist uns auf den Knopf **„Subcutis"**.

Wir: *„Wladislaw, warum heißt es ,**Epidermis**', ,**Dermis**', aber plötzlich ,**Subcutis**'?"*

Verständnisvoll antwortet er: *„Diese verbale Stolperfalle hat schon bei vielen, sich für Kosmetik interessierenden, Menschen für Verwirrung gesorgt. Irgendwie ist es ja auch unlogisch. Wird die Frage allerdings unter Berücksichtigung der Herkunft dieser Wörter beantwortet, so ergibt sich doch ein Sinn: ,**Epi**' stammt aus dem Griechischen und bedeutet ,**auf**' oder ,**über**', ,**Dermis**' stammt ebenfalls aus dem Griechischen und bedeutet ,**Haut**'. Somit meint ,**Epi-Dermis**': ,**Ober-Haut**'. ,**Dermis**' bedeutet demnach also einfach ,**Haut**'. ,**Sub**' stammt aus dem Lateinischen und bedeutet ,**unter**', daher auch ,**Subway**' für ,**U-(ntergrund)Bahn**'. Passend dazu wird das lateinische Wort für ,**Haut**' angehängt, nämlich ,**Cutis**'. Und ihr werdet staunen, was es dort alles zu entdecken gibt (Wladislaw grinst vielversprechend). Mehr verrate ich nicht."*

Wir bedanken uns für die aufschlussreiche Antwort und können es kaum abwarten, die verborgenen Geheimnisse der „lateinischen" *Unterhaut* zu lüften.

Alle im Lift? Ja! Die Tür schließt sich.

Da reißt Wladislaw, laut *„Halt!"* schreiend, mit einem Ruck die Tür wieder auf.
Er ist völlig außer sich: *„Fast hätte ich es vergessen. Unten ist Hochsicherheitsbereich. Wenn ihr ankommt, wird dieses Display – er zeigt auf einen ausgeschalteten Monitor – neben den Etagenknöpfen – aufleuchten und euch auffordern einen Zahlencode einzugeben."*

Aus seiner rechten Hosentasche holt er einen Briefumschlag, den er uns überreicht: *„Hier ist der aktuelle Code!"*

Na dann kann ja nichts mehr schief gehen.
Diesmal schließen sich die Türen komplett und der Lift fährt wieder einige Minuten in die Tiefe. Als er zum Halten kommt, leuchtet wie versprochen der Monitor auf. Wir holen den Code aus dem Umschlag und geben die Zahlenfolge über die Touchscreen-Funktion ein. Umgehend öffnet sich die Tür.
Direkt vom Fahrstuhl geht es zu einer Sicherheitsschleuse, die von schwerbewaffneten Männern betrieben wird.
Jeder von uns wird auf das Genaueste untersucht. Wir passieren die Schleuse ohne besondere Vorkommnisse.
Und „The same procedure as everytime" wartet man auch hier schon auf uns.
Ein mit Muskeln bepackter Security-Guard, in dessen Ahnenreihe ein Pitbull eine nicht unbedeutende Rolle gespielt haben muss, begrüßt jeden von uns persönlich, kurz angebunden und mit grimmiger Miene:

„Hi, ich bin John!"

Das, was dabei als kräftiger Handschlag von ihm gelten soll, erinnert mehr an eine menschliche Knochenmühle.
Eingeschüchtert und mit schmerzverzerrtem Gesicht, erwidern wir – leise murmelnd – seine Begrüßung.
Nachdem wir diese Tortur hinter uns gebracht haben, übernimmt John die Führung. Die ältere Dame, die, die vorhin von Jaroslaw eine extra Unterweisung bekam, holt aus ihrer Handtasche eine Tube Beinwellsalbe, reicht sie herum und erklärt uns, dass wir damit verhindern, dass unsere geschundenen Hände anschwellen.

John (eher brüllend als sprechend): *„Ihr seid hier im Hochsicherheitsbereich, der die Basis für das Funktionieren der Haut und das Überleben des Körpers* *darstellt. Hier werden alle Vorräte für ‚schlechte Zeiten' gespeichert und hier befindet sich der Umschlagplatz für alle Materialien und Lebensmittel, die von den Kollegen in der **Dermis** und der **Epidermis** zum Leben und Arbeiten benötigt werden."*

Die Gegend, durch welche wir jetzt laufen, präsentiert sich als Mischung aus Bankenviertel und dem Speicherviertel eines alten Hafens. Von dicken Mauern umgebene, riesige Gebäude ohne Fenster, die nur über eine umfassend gesicherte Ein- und Ausfahrt zugänglich sind.
Amerikanische Botschaften in arabischen Ländern sind dagegen die reinsten „Häuser der offenen Tür".
Die Speicherplätze wechseln sich ab mit Umschlagplätzen, die an einem Fluss liegen, der kurioserweise eine rote Farbe aufweist. Hier herrscht ein reges Treiben. Ständig legen Boote an, deren Waren umgehend auf Transporter umgeladen werden, damit sie an ihren Bestimmungsort gebracht werden können.
John macht vor einem Speichergebäude halt: *„Ihr habt großes Glück, dass ihr die Erlaubnis bekommen habt, eines dieser Speichergebäude von innen zu bewundern."*

Vorher müssen wir aber wieder eine Sicherheitsschleuse passieren. Im Gebäude angelangt, ist die allgemeine große Enttäuschung spürbar.
Nach dem sicherheitstechnischen Aufwand, den wir wegen dem, was diese Gebäude beherbergen, über uns ergehen lassen mussten, erwarteten wir – mindestens! – bis unter die Decke gestapeltes Gold. Stattdessen, unzählige Regale, vollgepackt mit speckartigen Blöcken.
Unsere Enttäuschung ignorierend, beginnt John zu erzählen: *„Ihr seid jetzt im Allerheiligsten des Körpers, der Schatzkammer, dem Tresor!"*

Wir: *„Das sollen Schätze sein?? Das ist nichts weiter als Speck!"*

John (uns nachäffend): *„Nichts weiter als Speck? So eine Aussage kann nur von Menschen kommen, die in ihrem Leben noch nie Hunger erleiden mussten!"*

Wir: „*???*"

John: „*Ich helfe euch auf die Sprünge. Angenommen, in der Außenwelt würde eine Katastrophe geschehen, sagen wir ein Unwetter, ein Erdbeben oder ein Krieg.*
Die für euch so selbstverständliche Versorgung mit Nahrungsmitteln aus dem ‚Supermarkt um die Ecke' würde zusammenbrechen. Ihr hättet also nichts mehr zum Essen.
Was würde passieren?"

Wir: „*Wir bekämen Hunger!*"

John: „*Messerscharf kombiniert! Und weiter?*"

Worauf will er hinaus?

John: „*Wie lange kann ein Mensch denn ohne Nahrung überleben?*"

Allgemeines Rätseln. Ein Teilnehmer traut sich – trotz Johns dominanter, einschüchternder Ausstrahlung – eine Antwort zu geben: „*2–3 Monate?*"

John (überrascht von so viel Fachwissen): „*Richtig! Und Überleben bedeutet, dass alle körperlichen Funktionen aufrechterhalten bleiben, ohne Nahrungszufuhr von außen.*
Wie kann das funktionieren? Weil wir hier im Körper langfristig denken und planen.
Während der Zeiten, in denen von außen mehr Nahrung, somit Energie, zugeführt wird als wirklich benötigt, wird diese Energie zur Speicherung in eine gut haltbare Substanz umgewandelt, nämlich den Speck, den ihr hier seht. Diese Form der Energiespeicherung bietet zwei entscheidende Vorteile, erstens verhindert sie ein zu schnelles Entweichen der Körperwärme, dadurch muss der Körper weniger Energie aufwenden, um seine Temperatur aufrechtzuerhalten,

und zweitens kann diese Form als eigentlicher Vorgänger des Airbags angesehen werden, denn sie beschützt alle Bestandteile des Körpers, die sich unter ihr befinden vor gefährlichen Druckeinwirkungen wie Stößen oder Schlägen. Und weil diese Energiespeicher für unser Überleben in schweren Zeiten so wichtig sind, beschützen wir sie wie einen Schatz."

Nach diesem aufschlussreichen Vortrag erfährt das Wort „**Fett(22)**polster" eine generelle Aufwertung.
Beeindruckt von der erstmals positiven Beschreibung unseres *Fett*gewebes begeben wir uns gemeinsam mit John wieder nach draußen.
Unser nächstes Ziel wird der rote Fluss mit seinen Umschlagplätzen sein. Der Weg führt wieder an riesigen Speichergebäuden vorbei, zu einer Straße, auf der uns ununterbrochen die vorhin schon gesehenen vollbeladenen Transporter entgegenkommen. John leitet uns sicher durch das hektische Treiben direkt an den Fluss, zu einer Stelle, an der die hier anlegenden Boote entladen werden.
Sofort platzt einer der Teilnehmer mit der Frage heraus, die uns alle beschäftigt: *„John, warum ist der Fluss rot?"*

John grinst und schaut zu dem Teilnehmer, der vorhin mit seinem Fachwissen bezüglich der Überlebenschancen eines Menschen ohne Nahrung glänzte: *„Sie wissen das bestimmt!?"*

Der Teilnehmer zögert mit seiner Antwort, traut sich dann aber doch: *„Mit hoher Wahrscheinlichkeit wird das **Blut (23)** sein."*

John: *„Richtig!"*

Erfreut über so viel Intelligenz in unserer Gruppe, beginnt John mit seinen Ausführungen: *„Schaut, hier auf den Booten kommt alles an Materialien und Nahrung an, was meine Kollegen in den oberen Etagen, die ihr in den letzten Stunden besucht habt, zum Leben und Arbeiten benötigen."*

Er zeigt nacheinander auf die einzelnen Boote: „*Dieses dort – ein Frachter, voll beladen mit Bergen einer weißen Masse – bringt Energie in Form von* **Zucker**.

Das Boot dahinter – beladen mit Paketen, die alle unterschiedlich beschriftet sind – bringt unseren Alleskönner, das **Eiweiß***! Aufgeschlüsselt in seine einzelnen Bestandteile, die* **‚Aminosäuren‘***. Je nachdem, zu welchem Bautrupp es gebracht wird, ob zu den* **Basalmaurern***, zu* **Olivia** *und* **Fetty** *oder zu den Gebrüdern* **Fibroblastycz***, alle haben ihre eigenen Baupläne, um aus diesem Stoff die jeweiligen Hautbestandteile herzustellen, seien es* **Stachelzellen** *für die obere Hautschicht oder* **Collagen**- *und* **Elastin***fasern.*“

Jetzt legt ein Schiff, voll beladen mit Gasflaschen an, auf denen ein riesiges „*O2*“ gedruckt ist.

Wir: „*Handy-Werbung?*“

John: „*Wartet, was geschehen wird!*“

Wir sehen, wie die Flaschen abgeladen und die erste Hälfte gleichmäßig auf die Transporter verteilt wird, während die andere Hälfte von Hafenmitarbeitern direkt vor Ort aufgestellt wird und die Verschlusshähne von ihnen geöffnet werden.

John setzt zur Erklärung an, doch der schlaue Teilnehmer – nach zwei richtigen Antworten vor Selbstbewusstsein strotzend – kommt ihm zuvor: „*Ich vermute, dass das die* **Sauerstoff***versorgung ist. Da wir hier unten ja schließlich atmen müssen, wird ein Teil hier schon vor Ort ausgebracht und die anderen Flaschen gelangen dann mittels der Transporter zu den jeweiligen ‚Baustellen‘.*“

Die Schmach des „Über-den-Mund-gefahren-Werdens“ kann John nicht auf sich sitzen lassen: „*Und wofür sind die Flaschen mit dem* **‚CO‘***-Aufdruck?*“

Und schon löst sich das strotzende Selbstbewusstsein des Teilnehmers in Luft auf. Kleinlaut gibt er zu, dass er das nicht weiß.

John (mit vor Stolz geschwollener Brust): „*Das ist **Kohlenmonoxid**, ein giftiges Gas.*"

Wir: „*Warum bringt das Blut Gift?*"

John (wütend): „*Weil unser Mensch ja unbedingt rauchen muss. Zum Glück ist die Menge **CO**, die uns hier durch den Rauch einer Zigarette zugeführt wird, nicht lebensgefährlich, doch reicht sie aus, um bei uns starke Ermüdungserscheinungen, Benommenheit und Schlaffheit auszulösen.*"

Tatsächlich, alle sehen etwas benebelt aus und lassen sich von Johns Gähnen anstecken:

„*Und jetzt stellt euch vor, in diesem körperlichen Zustand müsstet ihr Handwerkertätigkeiten ausführen. Dass es dabei zu Fehlern und Ausschuss kommt, ist nachvollziehbar, oder?*

*Auch die **Lymph**-Müllmänner transportieren in diesem Zustand den Müll nicht mehr ordnungsgemäß ab. Das Endergebnis ist, dass unser Mensch von außen betrachtet eine ‚**Raucherhaut**' bekommt: müde, grau, fahl und faltig.*"

Nach diesem Vortrag ist das Thema „Raucherpause", das von einigen Teilnehmern nach der letzten Rast bei den **Fibroblastyczs** angesprochen wurde, hinfällig geworden. Da fesselt ein anlegender Frachter die allgemeine Aufmerksamkeit. Er ist beladen mit Sand und Kristallen, die in allen Facetten des Farbspektrums glitzern und funkeln.

Fasziniert fragt eine Dame: „*Wird hier auch Schmuck hergestellt?*"

John: „*Nein, nein, vergesst nicht, dass ihr jetzt auf Bakteriengröße geschrumpft seid, eure Umwelt aus der Mikroskop-Perspektive wahrnehmt, also stark vergrößert. Das, was ihr seht, sind **Vitamine** und **Mineralstoffe**. Davon brauchen wir hier zwar nur geringe Mengen, aber ohne diese würde kein einziger Arbeitsablauf richtig funktionieren. Zum einen hängt von ihnen die Qualität des erzeugten Gewebes ab und zum anderen verleihen sie allen Mitarbeitern hier die Kraft, sich gegen gefährliche Angreifer, wie z. B. die ‚**Free Radicals**' oder **Umweltgifte**, zu wehren. Gibt es weitere Fragen?*"

Dem allgemeinen Schweigen nach zu urteilen, nicht. Der Nikotinentzug tut sein Übriges, um die Aufbruchsstimmung zu verstärken.

John: „*Dann endet eure Sightseeingtour hier. Ich bringe euch zum Fahrstuhl zurück.*"
Dort angekommen, wartet dieser auch schon abfahrbereit. Die Durchsuchungsbeamten winken uns für eine weitere Kontrolle heran.

Wir: „*Warum wollen die uns schon wieder kontrollieren?*"

John*: „Weil das Glitzern der **Vitamin-** und **Mineralkristalle** hier viele Besucher zu der sprichwörtlichen ‚diebischen Elster' werden lässt. Doch für euch lege ich meine Hand ins Feuer.*
Ach ja, muss noch jemand zur Toilette? Ich hab mir sagen lassen, dass die Blase euer großer Schwachpunkt ist, und bedenkt, dass ihr diesmal direkt bis zur **Epidermis** *durchfahrt, d. h., dass ihr ca. 15 Minuten unterwegs sein werdet!*"

Prompt bildet sich ein Grüppchen Damen, die von John zum stillen Örtchen geführt werden. Anschließend spricht er mit den Sicherheitsbeamten und wir dürfen den Fahrstuhl ohne weitere Kontrollen betreten.
Langsam wird er uns richtig sympathisch. Er verabschiedet sich mit gewohnt brummiger Stimme und wünscht uns alles Gute. Wir drücken auf „*Epidermis*" und los geht's.
Die Fahrstuhlfahrt verläuft ohne Zwischenfälle.
In der *Epidermis* angekommen, trifft uns als Erstes nach dem Öffnen der Fahrstuhltür der alles wahrnehmende, aufmerksame Blick des *Kommissar Langerhans*.

Die *Basalmaurer* sind wie gehabt hart am Steineproduzieren und -aufeinanderschichten. Es kann nicht lange her sein, dass es hier parallel zu unserer *Kohlenmonoxid*attacke in der *Subcutis* einen erneuten Überfall der ‚*Free Radicals*'-Terrortruppe gab, überall liegen nämlich deren sterbliche Überreste rum, die eifrig von den quietschorangenen *Müllmännern* beiseitegeschafft werden.

Draußen in der Außenwelt herrscht wohl Kaiserwetter, denn *Eyk* und *Melanie* sind in Topform und streichen im Akkord einen *Basal*mauerstein nach dem anderen mit ihrem wunderbaren *Melanin* braun an, um dadurch zu verhindern, dass zu viel *Sonn*enlicht hierher vordringt.

Melanie ruft uns ausgelassen ein *„Huhu, wie findet ihr meinen neuen Bikini?"* rüber. Ihr Posing würde Victoria-Secret-Models wie Bewegungslegastheniker erscheinen lassen.
Das führt wiederum dazu, dass einige Herren in der Gruppe ihre Unterkiefermuskulatur nicht mehr beherrschen.
Doch bevor ihnen der sprichwörtliche Zahn zu tropfen anfängt, schreitet *Eyk* ein, gibt *Melanie* einen zarten Klaps auf ihren knackigen Po, zusammen mit einem: *„Mach die Kerle nicht verrückt!"*

Komissar Langerhans, dem das Ganze wohl auch zu aufreizend wird, beendet die Vorstellung dann, indem er auf uns zukommt, sich erkundigt, wie uns unser Ausflug in die tieferen Etagen gefallen hat.
Wir kommen aus dem Schwärmen über die beeindruckenden Erlebnisse und Erfahrungen gar nicht mehr heraus.
Da jedoch unser Bus wartet, verabschieden wir uns nun endgültig von der kompletten sympathischen Crew, nicht ohne ein leises Gefühl der Wehmut zu verspüren.
Wir gehen zum Parkplatz **Epidermis 10**, besteigen den Bus und fahren wieder Richtung *Sonne*, sprich: Außenwelt.
Auf der *Epidermis* angekommen, betreten wir den Größenwandler und erreichen unsere Originalkörpergröße wieder.

Zusammenfassung, 2. Kapitel
Sie haben sich gut von den Reisestrapazen erholt?
Dann lassen Sie uns noch einmal Station für Station unserer Reise in Gedanken rekapitulieren und die dabei gewonnenen Erkenntnisse zusammenfassen.
Wir begannen auf der Hautoberfläche *(Epidermis)*:

* Dort fuhren wir mit 30 km/h über einen geschmeidigen Film, den *Hydro-Lipid-Film*, der dem Außenputz eines Hauses entspricht, er schützt sie als erste Schicht vor *Umwelt*einflüssen sowie *Mikroorganismen* und verhilft ihr zu einem glatten, weichen Erscheinungsbild.

* Danach fuhren wir durch die einzelnen Schichten der *Epidermis*, passierten dabei die *Körner-* und *Stachelzell*schicht, die aussehen wie Mauersteine und auch entsprechende Funktionen ausüben, nämlich die tieferliegenden Schichten vor sämtlichen klimatischen, physikalischen, chemischen, biologischen Einflüssen zu schützen und der Haut bzw. dem Körper die nötige Stabilität zu verleihen, um der Erdanziehungskraft zu widerstehen.

* Diese Zellen werden von den *Basalzellen* (-maurern) produziert, bei denen wir anschließend eine Rast einlegten.

* Hier werden diese Zellen bei der Produktion mit *N*-atural *M*-oisturizing *F*-actors (u. a. *Hyaluronsäure, Ceramide*) gefüllt, die von diesen auf ihrem Weg zur Hautoberfläche freigesetzt werden und als *feuchtigkeits*spendender, erhaltender Kitt dafür sorgen, dass die Zellen nach ihrem Platzen zusammengehalten werden.

* Wir trafen *Kommissar Langerhans*, der die *Langerhans*-Zellen repräsentiert, die genauestens jeden fremden Mikroorganismus registrieren, der (z. B. durch eine Schnittwunde) den *Säureschutzmantel* überwunden hat und in die Haut eingedrungen ist, dabei informieren die *Langerhans*zellen umgehend das *Immunsystem* des Körpers – das seine Armee darstellt – detailliert über die Eindringlinge, damit sie schnellstmöglich vernichtet werden können.

* Wir kamen in den unangenehmen Kontakt mit den „*Free Radicals*" zu Deutsch „*Freie Radikale*", die als Hauptursache für die vorzeitige Hautalterung gelten.

* Von *Eyk* und *Melanie* erfuhren wir später, wie ihr patentierter Farbstoff, das *Melanin*, die Aufgabe erfüllt, die von den *Basal*maurern produzierten Steine (Zellen) in die Lage zu versetzen, das eintreffende *UV*-Licht zu absorbieren, damit es in der Haut keinen Schaden anrichten kann.

* Anschließend begaben wir uns eine Etage tiefer, in die „*Dermis*", wir sahen, wie das *Lymph*system dafür sorgt, dass sämtliche Stoffwechselschlacken abtransportiert werden.

* Wir lernten Dr. *Neuro* kennen als Stellvertreter für das *Nervensy*stem der Haut, das direkt mit dem *Gehirn* (der Leitzentrale des Körpers) verbunden ist und ihm alle Informationen weiterleitet, die aus der Haut bzw. der Umwelt über die Haut eintreffen, und alle Steuerbefehle des *Gehirns* für die Hautabläufe zurückgibt.

* Danach picknickten wir unterhaltsam mit *Olivia* und *Fetty*, die uns erläuterten, wie die für den *Hydro-Lipid-Film* bzw. die *Temperierung* der Haut zuständigen *Talg*- und *Schweißdrüsen* funktionieren.

* Wir setzten unseren Rundgang fort zu den Gebrüdern *Fibroblastycz*, die die *Collagen*- und *Elastin*fasern produzieren, welche die Prallheit und Elastizität der Haut garantieren.

* Wir verließen die „*Dermis*" und begaben uns eine weitere Etage tiefer in die „*Subcutis*", um die Versorgungsaufgaben des *Blutes* und die Schutz- und Speicheraufgaben des *Fett*gewebes zu erfahren.

Kommen nun all diese Bestandteile optimal aufeinander abgestimmt ihren Funktionen nach, handelt es sich um eine gesunde, attraktive Haut.
Geraten sie aber aus dem Gleichgewicht, entstehen die einzelnen Hauttypen und Hautwünsche, die Thema des nächsten Kapitels sind.
Vergleichen Sie nun noch einmal die nachstehende Tabelle mit der dem

Kapitel vorangegangenen Tabelle, um sich der verblüffenden Parallelen von Haus und Haut noch bewusster zu werden.

Welcher Hautbestandteil?	Wofür?	Von WEM erzeugt?
Schweiß + Talg = Hydro-Lipid-Film	Schutz vor energetischen, biologischen und chemischen Einflüssen	Schweiß- und Talgdrüsen
Hornschüppchen, Hornzellen	Schutz vor allen Umwelteinflüssen	Basalzellen
Langerhanszellen	Schutz vor biologischen Einflüssen	Immunsystem
Collagen, Elastin	Schutz vor physikalischen Einflüssen	Fibroblasten

Blut	Versorgung mit Nährstoffen und Sauerstoff	Knochenmark
Lymphe	Entsorgung von Schlacken	aus dem Blutplasma
Fettgewebe	Speicherung von Energie, Schutz vor energetischen und physikalischen Einflüssen	aus dem Blutzucker

4. Kapitel

Hauttypen – Hautwünsche

„Es gibt nichts Gutes, außer man tut es."
Vielleicht stöbern Sie manchmal in Kochbüchern.
Dabei verbleibt plötzlich Ihre Aufmerksamkeit bei einem Sie ansprechenden Rezept. Ihnen läuft schon beim Lesen das Wasser im Munde zusammen, doch der reale Geschmack verschließt sich Ihnen so lange, bis Sie das Rezept real nachkochen.
Genauso verhält es sich mit diesem Kapitel.
Natürlich werden Sie auch beim reinen Durchlesen das eine oder andere „AHA"-Erlebnis verspüren, aber ich verspreche Ihnen, wenn Sie die beschriebenen Übungen tatsächlich praktisch umsetzen, wird das dargestellte Wissen zu Ihrer persönlichen Erfahrung und bei Ihrer nächsten Kosmetikberatung wird Ihnen niemand mehr ein „X" für ein „U" vormachen können.
Gibt es *DIE* gute Creme?
Muss eine Creme, die 800 € kostet, gut sein?

Was denken Sie?
Das Problem bei der Beantwortung dieser Fragen liegt in der Art der Fragestellung, das heißt, hier wird das Produkt in den Mittelpunkt gestellt und nicht der Mensch, der dieses Produkt benutzen möchte. Doch da viele Menschen sich mit der Materie der Kosmetik mehr schlecht als recht auskennen, ist ihnen das nicht bewusst.
Ich stelle Ihnen jetzt Fragen aus Bereichen, in denen Sie mit hoher Wahrscheinlichkeit über ausreichend Erfahrung verfügen:

Gibt es DAS gute Auto?
  * Ja, einen Traktor – für Menschen, die Landwirtschaft betreiben.
  * Ja, ein Cabrio – für Menschen, die genussfreudig sind.
  * Ja, einen Oldtimer – für Menschen, die leidenschaftlich gern sammeln.

Gibt es DEN guten Film?
* Ja, einen Kriminalfilm – für Menschen, die Spannung wünschen.
* Ja, einen Fantasy-Film – für Menschen, die zu träumen wünschen.
* Ja, einen Porno-Film – für Menschen, die Triebabbau wünschen.

Sie sehen, die Qualitätsbeurteilung hängt von den Bedürfnissen der Zielgruppe ab.
So, lassen Sie uns jetzt den Fokus der Fragestellung verändern:
Gibt es für **SIE** eine gute Creme?
Ja, die wird es mit 100 %-iger Sicherheit geben, wenn sie Ihrem Hauttyp entspricht und Ihre individuellen Hautwünsche erfüllt.
Dann ist sie für *SIE* gut!
Gleiches gilt für die Hochpreisthematik.
Muss eine 800 Euro-Creme für Sie gut sein?
Ja, denn wenn der Hersteller – perfekt abgestimmt auf Ihren Hauttyp und Ihren Hautwunsch – nur die kostbarsten Inhaltsstoffe für die Creme verwendet, muss diese gut für *Sie* sein. Ob sie notwendig ist, ist wieder eine andere Frage.

Lassen Sie uns nun praktisch erfahren:

Welche Hauttypen/-wünsche gibt es?
Wie und Wo entstehen Sie?
Welchen Hauttyp/-wunsch haben Sie?

Für das praktische Erfahren benötigen Sie folgende Materialien:

* 5 ml Öl
* 5 ml reinen Alkohol (aus der Apotheke)
* eine Cremeverpackung Ihrer Wahl
* eine DVD-Hülle

Nehmen Sie jetzt das DVD-Cover zur Hand.

Stellen Sie sich vor, Sie würden mit dem Wunsch, eine gute DVD für einen unterhaltsamen Abend mit Ihrem Partner auszuleihen, eine Videothek betreten.

Dort erwarte ich Sie in der Rolle des Videothekars und empfehle Ihnen die DVD, die Sie in der Hand halten, mit dem Versprechen, dass diese DVD Ihnen hervorragende Unterhaltung garantiert.

Was würden Sie jetzt tun?

Würden Sie die DVD anstandslos ausleihen, bezahlen und nach Hause gehen, in der 100 %igen Überzeugung, durch sie einen gelungenen Abend zu erleben?

Oder würden Sie dem typisch menschlichen Impuls folgen, einen Blick auf das Cover zu werfen?

Diesen „Blick" bewusst zu analysieren, ist jetzt Ihre Aufgabe. Sie nehmen sich 5 Minuten Zeit. Beobachten Sie sich selbst dabei, nach welchen Kriterien Sie die DVD „checken", um herauszubekommen, ob Sie Ihnen wirklich einen unterhaltsamen Abend garantiert.

O. K., 5 Minuten vorbei.

Vergleichen Sie Ihre mit meinen Ausarbeitungen:

1.	DVD-Cover	Image
2.	Filmtitel	Überschrift des Filmthemas
3.	Titelunterschrift	Filmthema
4.	Rückseite (detail.	Themenbeschreibung, detaillierter Handlungsablauf
5.	Hauptdarsteller	„ideeller" Wert des Films (Sympathie)
6.	Dauer	quantitative Inhaltsangabe
7.	FSK	Nutzereinschränkung
8.	Preis	materieller Wert
9.	Filmstudio	Hersteller = Herkunft = Land

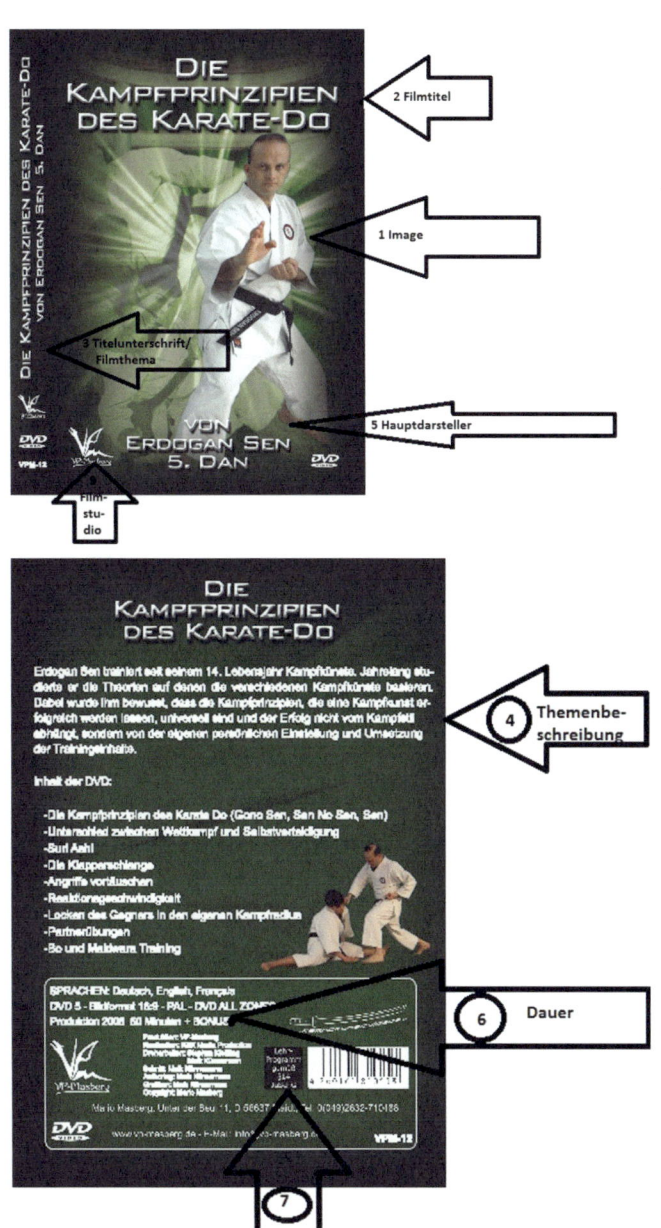

DIE
KAMPFPRINZIPIEN
DES KARATE-DO
VON ERDOGAN SEN 5. DAN

2 Filmtitel

1 Image

3 Titelunterschrift/
Filmthema

5 Hauptdarsteller

VON
ERDOGAN SEN
5. DAN

8 Film-
stu-
dio

DIE
KAMPFPRINZIPIEN
DES KARATE-DO

Erdogan Sen trainiert seit seinem 14. Lebensjahr Kampfkünste. Jahrelang studierte er die Theorien auf denen die verschiedenen Kampfkünste basieren. Dabei wurde ihm bewusst, dass die Kampfprinzipien, die eine Kampfkunst erfolgreich werden lassen, universell sind und der Erfolg nicht vom Kampfstil abhängt, sondern von der eigenen persönlichen Einstellung und Umsetzung der Trainingsinhalte.

Inhalt der DVD:

- Die Kampfprinzipien des Karate Do (Gono Sen, Sen No Sen, Sen)
- Unterschied zwischen Wettkampf und Selbstverteidigung
- Suri Ashi
- Die Klapperschlange
- Angriffe vortäuschen
- Reaktionsgeschwindigkeit
- Locken des Gegners in den eigenen Kampfradius
- Partnerübungen
- Bo und Makiwara Training

4 Themenbe-
schreibung

SPRACHEN: Deutsch, English, Français
DVD 5 - Bildformat 16:9 - PAL - DVD ALL ZONES
Produktion 2008 60 Minuten + BONUS

6 Dauer

www.vh-masberg.de - E-Mail: info@vh-masberg.de

7 FSK

61

Nehmen Sie nun Ihre Cremepackung zur Hand und übertragen Sie die soeben gewonnenen Erkenntnisse.

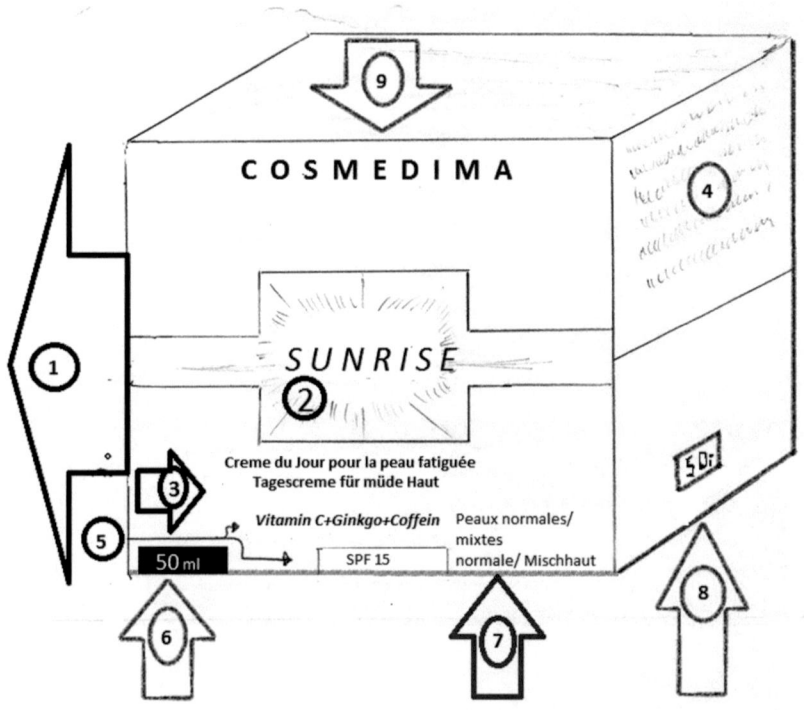

Bei einem Film wird es nun für Sie anhand der Informationen des DVD-Covers ein Leichtes sein, zu entscheiden, ob dieser Film Ihren persönlichen Unterhaltungswünschen entspricht, da Sie diese genau kennen, wissen, ob Sie eine Komödie, eine Doku oder einen Liebesfilm schauen möchten.
Bei einer Creme sieht das meist schon ganz anders aus, da ein Großteil der Kosmetiknutzer sich der maßgeblichen Merkmale ihrer Haut, nämlich *Hauttyp* und *Hautwunsch* – die eine Notwendigkeit für die Auswahl des passenden Kosmetikprodukts darstellen – gar nicht bewusst sind und somit die Informationen, die eine Cremepackung bietet, nicht nutzbringend für sich einsetzen können. Stattdessen verlassen sie sich auf die Empfehlungen

der Verkaufsberater, die oftmals das als „GUT" anpreisen, was sie persönlich als „GUT" empfinden bzw. was ihnen materielle Vorteile beschert, sei es, weil sie für eine bestimmte Kosmetikfirma Promotion betreiben oder direkt von dieser Firma in der Parfümerie platziert sind.

Halten wir also fest, dass es Grundvoraussetzung für einen optimalen Kosmetikkauf bzw. -nutzung ist, den eigenen *Hauttyp* und *Hautwunsch* zu erkennen, und starten wir mit Erläuterung der *Hauttypen*:

Klassische Cremes beruhen auf einer Verbindung aus *Öl* und *Wasser*. Da *Öl* und *Wasser* von Natur aus nicht miteinander verbunden werden können (aufgrund der Oberflächenspannung des *Wassers*), bedarf es eines *Emulgators,* der diese Oberflächenspannung auflöst, damit das *Wasser* das *Öl* lösen kann. Dieses Prinzip ist Ihnen vom täglichen Abwasch bekannt. Würden Sie zum Reinigen einer mit Fett verschmierten Pfanne lediglich heißes Wasser benutzen, bliebe ein *Öl*film zurück. Was tun Sie also?

Sie verwenden ein *Spülmittel,* das nichts anderes als ein *Emulgator* ist, der hierbei dafür sorgt, dass das *Wasser* das *Fett* lösen kann. Nur so ist gewährleistet, dass die Pfanne nach dem Spülen restlos *fett*frei und sauber ist. Es werden bei einer klassischen Creme also *Öl* und *Wasser* mit Hilfe eines *Emulgators* vermischt.

In welcher Relation dabei *Wasser* und *Öl* verbunden werden, hängt nun wiederum von dem Hauttyp ab, für den diese Creme konzipiert wird.

Lassen wir uns diese Thematik am besten von Spezialisten erklären. Zum Glück haben wir ja die Handynummer von *Olivia* und *Fetty*. Let's call!

Nach zweimaligem Klingeln geht auch schon Olivia an den Apparat: *„Hi, this is Olivia!"*

Wir: *„Hi Olivia, wir sind es, deine Dears von der ‚Studiengruppe Haut'. How are you?"*

Olivia: *„Hey Dears! Fine, thanx! How are you? I miss you!!"*

Wir: *„Fine! Olivia, wir benötigen deine Hilfe. Bitte erklär uns den Zusammenhang zwischen* **Hauttyp** *und* **Öl**gehalt *einer Creme."*

Olivia: *„No problem, honeys! Als Erstes tragt ihr etwas* **Öl** *auf euren linken Handrücken auf und streicht mit einem — im vorbereiteten* **Alkohol** *— getränkten Wattebausch über euren rechten Handrücken, während ich euch die Zu-*

*sammenhänge erkläre. Well, ihr habt gesehen, dass ein gewisses Maß an **Öl (Talg)** auf der Haut notwendig ist, um sie zu schützen, sie geschmeidig zu halten und zu verhindern, dass die in ihr enthaltene **Feuchtigkeit** entweicht. Wird nicht genügend **Talg** von unseren Pumpen oben auf der Hautoberfläche ausgebracht, führt es dazu, dass die Haut trocken wird.*

*But, Achtung!!!, ‚trocken‘ bedeutet hier **fett**arm!*

*Wird aber von unseren Pumpen zu viel **Talg** oben ausgebracht, dann kommt es zu dem Chaos, von dem euch Fetty berichtete. Die alten **Hornzellen**, die eigentlich abfallen sollten, verkleben mit dem **Öl**, verstopfen die Öffnungen der **Talgdrüsen** und **Poren**. Bakterien vermehren sich aufgrund der hervorragenden Nahrungsversorgung, die dieses Gemisch für sie darstellt, und es kommt zu furchtbaren **Pickeln**. Ich mag gar nicht dran denken.*

*Kurz gefasst, befindet sich zu viel **Talg** auf der Hautoberfläche, wäre es unklug, eine Creme zu verwenden, die der Haut noch mehr **Öl** zuführt. Empfehlenswert ist hier die Benutzung von **fett**freien, **feuchtigkeit**sspendenden Gels oder Fluids. Produzieren die **Talgdrüsen** aber zu wenig **Fett**, dann ist die Benutzung einer Creme ratsam, die einen hohen **Öl**gehalt aufweist. Je nachdem welchen Grad der **Fett**armut die Haut dabei zeigt, kommt dabei entweder eine ‚**Öl in Wasser‘-Emulsion** in Frage, das heißt, dass wenig **Öl** in viel **Wasser emulgiert** wurde, oder aber, bei sehr fettarmer Haut, eine ‚**Wasser in Öl‘-Emulsion**, das heißt, wenig **Wasser** in viel **Öl emulgiert**. Dabei ist es wiederum wichtig, darauf zu achten, dass nur hochwertige, natürliche **Öle** zur Anwendung kommen. Dears, ich betone „hochwertig"(!), denn ihr solltet euch einfach zu schade dafür sein, eure Haut, die euch ein ganzes Leben begleitet, mit **Kerzenwachs** zuzukleben, denn nichts anderes verbirgt sich hinter dem Wort ‚**Paraffin‘**, das ihr in der Inhaltsstoffangabe vieler billiger Cremes, aber auch in einigen hochpreisigen findet. Ein gewisser Anteil davon kann nutzbringend sein, doch hauptsächlich sollte die Creme auf natürlichen Ölen wie **Mandel-, Aprikosen-Kernöl** oder **Sheabutter** bzw. **Jojobaöl** beruhen."*

Wir: *„Moment, Moment, Olivia, zu viel Information auf einmal! Woher wissen wir denn, welchem **Hauttyp** unser Gesicht entspricht?"*

Olivia: *„Ihr geht einfach in euer Badezimmer und reinigt einmalig euer Gesicht mit herkömmlicher **Seife**. Danach wartet ihr eine halbe Stunde. Nun beobach-*

tet ihr eure Haut. Fängt sie an zu glänzen? Wenn ja, wo? Im ganzen Gesicht?
Dann ist es eine ölige Haut und zur Pflege verwendet ihr nur fettfreie **Gels**
und **Fluids***.*
Glänzt sie auf der **T-Zone***, das heißt der Nase und der Stirn? Dann benutzt ihr*
zur Pflege leichte ‚Öl in **Wasser‘-Emulsionen** *bzw.* **Cremes***.*
Zeigt eure gesamte Gesichtshaut einen trockenen, stumpfen und spannenden
Zustand?
Dann entspricht sie dem **fett***armen Hauttyp.*
Das bedeutet, dass ihr eine reichhaltige **Creme***, also eine ‚***Wasser** *in* **Öl‘-**
Emulsion *verwendet. – Right?"*
Wir: „Right, Olivia und vielen Dank für deine Hilfe. Bye-bye!"
Olivia: „Don't mention it! Ruft mich jederzeit an, wenn ihr Fragen habt. Bye-bye!"
Der Hauttyp bestimmt also den **öl**haltigen Nährstoffanteil der Creme-
basis*.*

Kommen wir nun zu den **Hautwünschen***,* die bestimmen, welche **Wirkstoffe**
einer Creme beigemengt werden.
Es wird zwischen **acht Hautwünschen** unterschieden. Ist der *Hauttyp* zumeist genetisch bedingt, so entstehen die **Hautwünsche** aufgrund **umwelt**-
bedingter Einflüsse bzw. von Alterungsprozessen im Körper, die dazu führen, dass die Haut es nicht mehr aus eigener Kraft heraus schafft, die durch
*Umwelt*einflüsse entstandenen Schäden auszugleichen.
Der meistverbreitete *Hautwunsch* ist der nach <u>Feuchtigkeit</u>.
<u>Wie äußert er sich?</u>
Eine **feuchtigkeit**sarme Haut (das Wort **„***trocken***"** wird bewusst vermie-
den) spannt und zeigt kleine „Knitter"-Fältchen. Aufgetragenes Make-Up
„verschluckt" sie im Laufe des Tages, was zu einem unregelmäßigen Teint
führt.
Dieser *Hautwunsch* verhindert, dass man sich in seiner Haut wohlfühlt, weil
den ganzen Tag das Bedürfnis besteht „nachzucremen".
<u>Wie entsteht dieser Hautwunsch?</u>
Zum einen durch äußere Einflüsse wie Sonne, Wind, Klimaanlagen und
trockene Heizungsluft, die der Haut permanent Wasser entziehen. Dabei

liegt die Ursache *in* der Haut, die ihre selbst produzierte Feuchtigkeit nicht mehr effektiv speichern kann. Schlagen Sie zum besseren Verständnis dieses Sachverhalts unsere Tourkarte auf. Sie erinnern sich, dass die **Basalmaurer** ihre Mauersteine mit Feuchtigkeitsschwämmen, sogenannten **NMF**, füllen. Diese werden von den Mauersteinen (Hautzellen) bei ihrem Weg an die Hautoberfläche freigesetzt, um das hauteigene Wasser zu speichern. Lässt aber durch das Alter und die Lebensweise die Qualität der von den **Basalmaurern** produzierten Hautzellen nach, das heißt, dass entweder zu langsam bzw. zu wenig produziert wird oder aber die Zellen mit einem zu geringen Anteil an **NMF** ausgestattet werden, genügt deren Potenzial nicht mehr, um das hauteigene Wasser vor der Verdunstung zu bewahren.

<u>Wie wird dieser Hautwunsch erfüllt?</u>

Es wird zur symptomatischen Behebung dieses Problems an der Hautoberfläche angesetzt, durch Zufuhr von Feuchtigkeit und feuchtigkeitsspeichernder **NMF**. Die Stars unter den **NMF** sind: **Hyaluronsäure,** die ein 1000-faches ihres Eigengewichtes an Wasser binden kann; *Ceramide* (bekannt durch die gleichnamigen Kapseln von **E. Arden**) und das auch als **Harnstoff** bekannte **Urea**.

Für die ursächliche Behandlung setzt man auf die Optimierung der *Basalzell*produktion durch den Einsatz von *Zell-* und *Pflanzen*extrakten.

Der zweite, weit verbreitete, **Hautwunsch** ist der nach <u>Beruhigung</u>.

<u>Wie äußert er sich?</u>

Die Betroffenen beschreiben ihre Haut zumeist als *„empfindlich"*, „nervös", und dass sie *„viele Cremes nicht verträgt"*. Diese Haut reagiert auf Umweltreize wie sehr kalte oder warme Luft, Temperaturschwankungen oder „kratzende" Pullover. Wichtig ist hierbei, den Unterschied zwischen *„allergisch"* und *„empfindlich"* zu beachten. Eine *allergische* Haut reagiert auf bestimmte *allergie*auslösende Substanzen.

Eine *empfindliche* Haut kann auf alles reagieren, was ihren sowieso schon hyperaktiven Zustand weiter steigert.

<u>Wie entsteht dieser Hautwunsch?</u>

In der jetzigen Zeit, in der der Sinn des Lebens darin bestehen zu scheint, so viele materielle Güter wie möglich anzuhäufen, koste es was es wolle, überschreiten die meisten Menschen die Grenzen ihrer physischen und psychischen Leistungsfähigkeit.

Eigenschaften wie „Leistungsbereitschaft" und „Flexibilität" werden götzenhaft verklärt und an ihnen wird der soziale Wert eines Menschen bemessen. Dieses, über die Mainstream-Medien vermittelte Wertebild dient einzig und allein dazu, aus lohnabhängigen Menschen so viel materiellen Nutzen wie irgend möglich herauspressen zu können, ohne dass diese dabei merken, wie sie ihr Leben vergeuden, ihrer Seele und ihrem Körper Schaden zufügen. Da aber unser Körper mit der ihm innewohnenden Seele keinen Roboter („rabotatsch" = russisch für „arbeiten") darstellt, äußert dieser sich bei zu einseitiger Überlastung mit Symptomen unterschiedlichster Art, um auf die Schieflage der Energieumsetzung aufmerksam zu machen.

Auf der Haut, die ja unsere körperliche Abgrenzung zur Außenwelt darstellt und die sich im Embryo nicht umsonst aus der gleichen Stammzelle wie das Nervensystem entwickelt, treten dann die eingangs erwähnten Symptome auf. Die Haut präsentiert sich also auch im negativen Sinne als „*Spiegel der Seele*".

Erinnern Sie sich an **Dr. Neuro**, den Chef des Nervensystems in der Haut? Er berichtete uns, dass er in ständigem Kontakt mit seinem Boss, dem „Big Brother", der Steuerungszentrale unseres Körpers, dem *Gehirn*, steht. Zum Zweck der Informationsweiterleitung und des Empfangs der Steuerungsbefehle. Ist der große Boss in unserem Kopf nun aber aufgrund eines „Zuviel" an sozialem Stress und eines möglicherweise „Zuwenig" an Schlaf, optimaler Ernährung und sozialem Ausgleich überlastet, kommt es, wie in einer durchschnittlichen Firma, zum „*Bossing*". Der Boss gibt seinen Druck an die Untergebenen weiter. In diesem Fall an „Dr. **Neuro**".

Werden die mit Druck überlasteten Hautmitarbeiter nun auch noch von außen, z. B. durch starke Reize wie Hitze, Kälte, Sonne, Temperaturschwankungen, kratzende Pullover oder aktivierende Cremes gereizt, verlieren sie im wahrsten Sinne des Wortes die Nerven.

Sie verständigen die Immunarmee, um die vermeintlichen Feinde abzuwehren und es kommt auf der Haut zu entzündungsartigen Reaktionen, wie Rötungen, Jucken oder Schuppen.

Wie wird der Hautwunsch nach Beruhigung erfüllt?

Dazu werden der Basis einer Creme u. a. pflanzliche Wirkstoffe beigemengt, die klassisch für die Nervenberuhigung/-stärkung verwendet werden, wie **Hopfen, Melisse, Baldrian, Passionsblume** oder **Ginkgo**. Die stabilisierende Wirkung wird durch **B-Vitamine** erreicht und einen **Mineralstoff**komplex, der ein Höchstmaß an **Magnesium** aufweist.

Für die Verträglichkeit wird auf alle als **aktivierend** bekannten Zusatzstoffe **verzichtet**.

Es kommen Cremebehältnisse zum Einsatz, die ihren Inhalt optimal vor Sauerstoff, Umwelteinflüssen und Mikroorganismen schützen und so dafür sorgen, dass nur ein **Mindestmaß** an **Konservierungsstoffen** eingesetzt werden muss, da diese die Haut unnötig reizen würden.

Die Cremebasis wird auf der Grundlage von nährenden, beruhigenden und schützenden Ölen, die dem Talg der Haut in seiner Zusammensetzung verwandt sind, hergestellt, wie z. B. **Sheabutter** oder **Mandelöl**. Aber auch ausgewählte **hochwertige Paraffinöle** kommen zum Einsatz, da sie für die **empfindliche** Haut durch ihre **filmbildenden** Eigenschaften eine wirkungsvolle, nicht aktivierende Schutzhülle entstehen lassen.

Der nächste zu erläuternde **Hautwunsch** ist der nach Glätte.

Wie äußert er sich?

Eine Haut, die sich **Glätte** wünscht, sieht knittrig und faltig aus.

Das Wort „knittrig" wurde bereits im ersten Kapitel im Zusammenhang mit dem Wunsch nach **Feuchtigkeit** erwähnt.

Der **Hautwunsch** nach **Feuchtigkeit** stellt die Vorstufe zum **faltigen** Hautbild dar. Auch hier setzt sich das Make-up in den feine Vertiefungen ab und führt zu einem ungleichmäßigen Teint. Unterschieden wird bei Falten zwischen **„altersbedingten"** und **„Mimik"**-Falten. **Mimikfalten** sind Falten, die sich aufgrund emotional bedingter Muskelkontraktionen rund um die Stirn, die Augen und den Mund manifestieren.

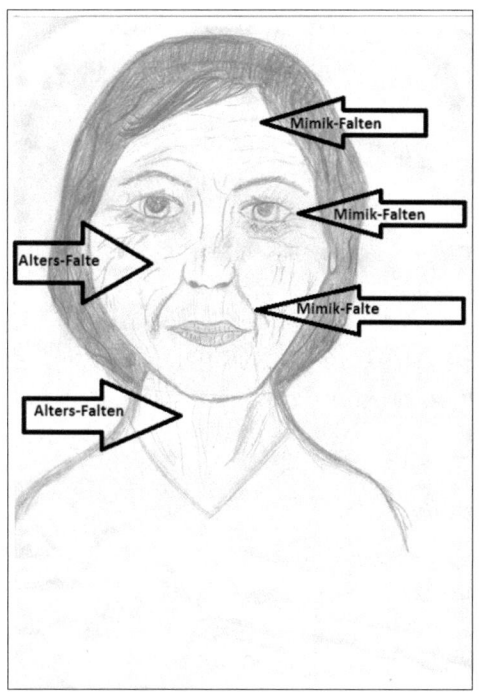

<u>Wie entsteht dieser Hautwunsch?</u>

Auch hier spielen die **Basalmaurer** die Hauptrolle. Was mit **Feuchtigkeit**smangel aufgrund qualitativ und quantitativ verminderter Produktion neuer Hautzellen beginnt, endet in diesen unschön anzusehenden Vertiefungen der Hautoberfläche bei zu später bzw. gar nicht erfolgender Behandlung. Da die Haut ein sich selbst regenerierender Schutzmantel für die tieferliegenden Schichten des Körpers repräsentiert, entstehen an den Stellen, die nur noch vermindert regeneriert werden, Linien und Falten.
So lange, wie dabei das Stützwerk der **Collagen-** und **Elastin**fasern intakt ist, bleibt es bei „oberflächlichen" Falten.

<u>Wie wird der Hautwunsch nach Glätte erfüllt?</u>

Prinzipiell wie der Wunsch nach **Feuchtigkeit,** allerdings kommen intensivere Maßnahmen zum Einsatz. Oberflächlich, direkt wirksam und sichtbar, werden Wirkstoffe zugeführt, die stark *Feuchtigkeit* spenden. Das führt zu einer glättenden Aufquellung der vorhandenen Hautzellen, wodurch Vertiefungen optisch verschwinden.

Ursächlich wird auch hier mit Wirkstoffen behandelt, die die Produktion der *Basalmaurer* direkt und indirekt ankurbeln.

Direkt angekurbelt wird mit *Vitaminen, Pflanzen-* und *Zell*extrakten, die mittels spezieller Transportsysteme bis zur *Basalzell*schicht eingeschleust werden und dort für einen starken Schutz, Regeneration und Aktivierung sorgen, wie z. B.: *Centella Asiatica,* Extrakte aus *Algen* und der *Tee*pflanze oder Vitamine wie *Q10, C* und *A*.

Indirekt wird die verringerte Produktion behandelt, indem die Erkenntnisse der Wundheilung umgesetzt werden. Den *Basalzellen* wird durch ein Abtragen der obersten Hautschicht unter Verwendung verschiedenster *Säuren* eine *Verletzung* vorgetäuscht, was dazu führt, dass sie ihre Produktion neuer Hautzellen auf ein Maximum steigern, um die vermeintliche *Verletzung* zu reparieren. Das führt zum Verschwinden feiner Linien und Knitterfältchen sowie zur Verminderung des Erscheinungsbildes ausgeprägter Falten. Weiterhin wird mit nervenberuhigenden Wirkstoffen – wie Boswelia-Extrakt, der ähnlich dem Botox die Kontraktionen der mimikauslösenden Nerven verringert – versucht, die Falte lahmzulegen.

Der *Hautwunsch* nach einer <u>prallen, straffen Haut</u>.
<u>Wie äußert er sich?</u>

Leider kommt man bei der Beschreibung eines Hautbildes, das diesen Wunsch äußert, nicht umhin, eine drastischere Wortwahl zu verwenden.

Im Anfangsstadium gibt hier die Struktur der Gesichtshaut einfach der Erdanziehungskraft nach. Sie beginnt im Bereich der Augen, des Mund und des Kinns zu hängen.

Das fortgeschrittene Stadium kann am besten mit dem Gesicht eines *Beagles* beschrieben werden.

Meist entsteht auch ein Doppelkinn. Wird der Kopf schnell hin und her bewegt, widersetzt sich die hängende Gesichtshaut leider nicht mehr der

Fliehkraft und folgt den Bewegungen des Kopfes nur noch verzögert. Bestehende Falten sind bei diesem Hautbild besonders tief ausgeprägt.

<u>Wie entsteht dieser Hautwunsch?</u>
Blättern Sie noch einmal zurück zu unserem Besuch bei den Gebr. **Fibroblastycz.** Jetzt erinnern Sie sich an die *„Boing, Boing"*-schallenden Federn, die nichts anderes repräsentieren als die **Collagen**- und **Elastin**fasern, die gleich den Polsterfedern einer Couch oder eines Sessels dafür sorgen, dass die Auswirkungen der Gravitationskraft korrigiert werden. Verlangsamt sich nun aufgrund von schädigenden Umwelteinflüssen wie Sonne und Stress oder durch einen ungesunden Lebensstil (Rauchen) die quantitative und qualitative Produktion dieser Federn, kommt es zu den oben beschriebenen Symptomen eines schlaffen Hautbildes.
Falten, die im **Basal**bereich durch Vertiefungen entstehen, prägen sich tiefer aus, da das unter ihnen liegende Gewebe durch seine Schwäche nachgibt.

<u>Wie wird der Hautwunsch nach „Prallheit" und „Straffheit" erfüllt?</u>
Die Behandlung setzt hierbei an zwei Stellen an.
Oberflächlich wird wieder wie bei der Faltenbehandlung aufquellend gearbeitet, durch den Einsatz von **NMF** und **silikon**haltigen Substanzen. So wird eine direkte, sofort sichtbare *„Prallheit"* erreicht.
In der Tiefe wird mit **Peptiden** und **Retinol (Vit. A)** gearbeitet.
Auch die Funktion der **Peptide** (Eiweißbausteine) beruht auf dem Mechanismus der **Eigenreparatur** der Haut.
Diese **Eiweiß**bausteine ähneln in ihrer Zusammensetzung den **Collagen**- und **Elastin**fasern. Gelangen sie in die tieferen Schichten der Haut, werden sie dort als zerstörte **Collagen**- und **Elastin**fasern wahrgenommen, was dazu führt, dass die **Fibroblasten** umgehend ihre Produktion steigern, um die vermeintlich zerstörten Fasern zu ersetzen. Dies wiederum führt nach konsequenter Anwendung von Produkten, die derartige Substanzen beinhalten, zu einem deutlich strafferen und pralleren Hautbild.
Das **Retinol** wirkt ganz einfach direkt stark aktivierend auf die **Fibroblasten**.

Allerdings zeigt es sich weniger geeignet für eine *fettarme* bzw. *sensible* Haut, da es hier zu Unverträglichkeiten in Form von Rötungen, Brennen der Haut und starken Abschuppungen kommen kann.

Der vierte Hautwunsch lautet: „Ich will so bleiben wie ich bin!"
Wie äußert sich dieser Hautwunsch?
Meist gar nicht!;-)
Denn Menschen, die über ein *Hautbild* verfügen, das diesem Wunsch entspricht, sind rundum zufrieden mit ihrer Haut und verweilen in dem Irrtum, dass es immer so schön bleiben wird. Ihre Haut ist glatt, straff und weist einen rosigen Teint auf.
Die innere Einstellung von Menschen mit diesem Hautbild gegenüber Kosmetik kann mit den Worten „*Was geht mich andrer Leute Elend an?*" beschrieben werden. Doch Vorsicht! Hochmut kommt vor dem Fall! Auch diese Haut ist andauernd schädigenden Umwelteinflüssen ausgesetzt, die irgendwann zu sichtbaren negativen Hautveränderungen führen werden. Verfügen Sie selbst über ein derartig attraktives Hautbild, behandeln Sie es wie eine Kostbarkeit, die Sie geschenkt bekommen haben, die zu hüten und zu pflegen in Ihrer Verantwortung liegt.

Wie entsteht dieser Hautwunsch?
Ganz einfach, weil alle Hautbestandteile optimal funktionieren, miteinander kommunizieren und somit ideal zusammenarbeiten.

Wie wird dieser Hautwunsch erfüllt?
Durch **Schutz** vor und **Reparatur** der tagtäglich entstehenden Schäden. Das A und O ist dabei eine Pflege, die hervorragend vor **UV-**Strahlen schützt. Das Hauptaugenmerk liegt hier auf dem **UV-A**-Filter. Denn die langwelligen **UV-A-Strahlen**, die sogar Fensterglas durchdringen, führen zwar nicht unmittelbar zu einem **Sonnenbrand,** machen dafür aber den Gebr. *Fibroblastycz* das Leben schwer. (Sie erinnern sich?)
Die von ihnen ausgelösten ständigen minimalen Schäden manifestieren sich sichtbar erst nach Jahren. Dafür dann aber nur noch reparabel durch einen

Chirurgen. Neben dem *UV*-Filter gehören in eine umfassend schützende Creme alle modernen Substanzen, die *Freie Radikale* neutralisieren und damit die *Basalmaurer* entlasten, so dass diese sich um ihre Hauptaufgabe, den Aufbau einer gesunden Haut, kümmern können. Solche Substanzen sind: *Resveratrol, Vitamin C, Grüntee-Extrakt,* spezielle *Algen*extrakte und *Bifidus*extrakte.

Diese Substanzen sollten der Haut täglich morgens und abends zugeführt werden, denn die schädlichen „*Free Radicals*" entstehen nicht nur durch äußere Einflüsse im Übermaß, sondern auch bei unzähligen Stoffwechsel-vorgängen im Körper.

Sind Sie also der/die glückliche Besitzer/-in einer wunderschönen Haut, verinnerlichen Sie das Motto: „Vorbeugen ist besser als Heilen", und han-deln Sie auch danach, indem Sie direkt in die Parfümerie Ihres Vertrauens gehen und ein *schützendes* und *reparierendes* Pflegeprodukt für den Tag und für die Nacht erwerben und verwenden.

Der Hautwunsch nach „Energie-Strahlen"

Wie äußert er sich?
Die Haut ist fahl, grau und erscheint müde. Ungünstig ergänzt wird dieses Hautbild zudem noch durch *Fehlpigmentierungen*.

Wie entsteht dieser Hautwunsch?
Durch unterschiedliche Einflüsse, wie z. B.:
Schlafmangel – Die fleißigen Arbeiter der Haut können sich nur ungenü-gend regenerieren, ihre Leistungsfähigkeit und die Qualität ihrer Produk-tion sinken.

Rauchen – Die Zufuhr von *Blut* (die roten Flüsse mit ihren vollbeladenen Frachtern) wird gedrosselt, da das Nikotin die Blutgefäße, also die Fluss-betten, verengt, auf denen dadurch Ebbe herrscht und so nur noch ein geringes Maß an *Nähr*- und *Vitalstoffen* transportiert werden kann. Hinzu kommt eine Vergiftung der Haut mit *CO*.

Bewegungsmangel – Die Atmung wird flach, der Körper, ergo die Haut, lediglich mit einem zum Überleben notwendigen Maß an Sauerstoff versorgt, die Aktivität der *Lymphe* (s.: Abschnitt *Dermis*) erlahmt, *Gift* und *Schlackenstoffe* verbleiben in der Haut, vergleichbar mit der Wohnung eines Messies.

Typungerechte Ernährung führt wieder zur Unterversorgung der Hautarbeiter, da das *Blut* nicht die für ein Arbeitsoptimum essenziellen *Nähr-* und *Vitalstoffe* liefern kann.

Stoffwechselstörungen – Aufgrund von *Krankheiten* oder durch *Arzneimittel*nebenwirkungen kommen die Entgiftungsorgane *Lunge, Leber, Niere* und *Darm* ihren Funktionen nicht in ausreichendem Maße nach, der Körper versucht *Schlacken* und *Gifte* über die *Haut* zu entsorgen:

Fehlpigmentierungen entstehen durch genetische Veranlagung, hormonelles Ungleichgewicht und Alterungsprozesse.
Simpel erklärt, wird hier von *Melanie* und *Eyk* das *Melanin* nicht mehr gleichmäßig auf alle produzierten Mauersteine (Hautzellen) verteilt, sondern sie statten bestimmte Zellen mehr als benötigt mit diesem Farbstoff aus, was zu störender Fleckenbildung führt.

Wie wird der Hautwunsch nach „Energie und Strahlen" erfüllt?
Auf körperlicher Ebene durch Veränderung des Verhaltens, also durch bewusstes Umstellen des Lebensstils.
Kosmetisch durch die Verwendung einer Creme, die der Haut Substanzen zuführt, die sie aktivieren und ihre Ver- und Entsorgung erhöhen.
Dabei kommen als Hauptwirkstoffe *Koffein, Vitamin C* und *Ginkgo* zum Einsatz. *Koffein* wirkt, äußerlich auf die Haut aufgetragen, so aktivierend wie das Trinken von Kaffee auf den Kreislauf.
Vitamin C hat neben seiner aktivierenden Wirkung den Vorteil, *Fehlpigmentierungen* leicht zu bleichen und das Entstehen von neuen zu vermindern.
Ginkgo wirkt stimulierend auf die *Blutversorgung*.

Außerdem erzielen Extrakte aus *Enzian, Kalmus, Salbei, Petersilie* ebenso wie die Aminosäure *Taurin* (bekannt aus „Red Bull") erstaunliche Erfolge.

Der Hautwunsch nach <u>Klarheit</u>

<u>Wie äußert er sich?</u>
Dieser Hautwunsch ist bedingt durch ein Hautbild, das vorwiegend in der *Pubertät* des Menschen vorherrscht.
Hierbei zeigt die Haut ein *öliges*, *graues*, *fahles* Erscheinungsbild, das von zahlreichen *Unreinheiten* geprägt ist, die sich im schlimmsten Fall *entzünden* und *vereitern*.

<u>Wie entsteht dieser Hautwunsch?</u>

Aufgrund eines *hormonellen* Ungleichgewichts zugunsten des *Testosterons* kommt es während der *Pubertät* zu einer erhöhten *Talg*produktion.
Die Resultate, zu denen diese führt, wurden von *Olivia* und *Fetty* im zweiten Kapitel hervorragend geschildert. Blättern Sie einfach noch einmal zurück. Mittlerweile zeigt sich dieses Hautbild jedoch nicht mehr nur bei *pubertierenden* Menschen, sondern tritt auch bei Frauen im mittleren Lebensabschnitt auf, bei denen die *Wechseljahre* beginnen, die ja auch durch eine *hormonelle* Umstellung gekennzeichnet sind.

<u>Wie wird der Hautwunsch nach Klarheit erfüllt?</u>

Da er sich durch ein Übermaß an *Talg*produktion und den daraus resultierenden Symptomen äußert, zeichnet sich die Behandlung durch differenzierte Ansätze aus.
Die regelmäßige, gründliche *Reinigung* des Gesichts und anschließende *Tonifizierung* mit einem Gesichtswasser bilden dabei die wesentlichen Grundlagen.
Für die Reinigung kommen milde *Seifen, Reinigungsgels* und -*schäume* zur Anwendung.

Liegen keine entzündeten Areale vor, empfiehlt es sich, ein **Reinigungsbürstchen** zu verwenden, denn der Unterschied zwischen einem mit bloßen Händen und einem mit **Bürstchen** gereinigten Gesicht ist gravierend und zugleich logisch, bedenkt man, dass die eigenen Zähne auch nicht nur mit bloßen Fingerkuppen gesäubert werden.

Das anschließend zu verwendende **Gesichtstonic** sollte nur ein Mindestmaß an **Alkohol** enthalten, da dieser die Talgproduktion unnötig anregt, wenn er in zu hoher Konzentration (**+15 %**) beinhaltet ist.

Ideal sind Tonics mit **Heilerde** oder **mattierenden Mineralien** (erkennbar an einem „Bodensatz" in der Flasche). Weiterhin erzielen *Salizylsäure* (die abschuppend und entzündungshemmend wirkt) wie auch zahlreiche *Kräuter*extrakte eine sichtbare Verbesserung der Haut.

Die gleichen Wirkstoffe kommen in den danach aufzutragenden Pflegeprodukten zum Einsatz.

Auch hier wird durch beigefügte Mineralien ein „Löschblatt"-Effekt bewirkt, also überschüssiger *Talg* aufgesaugt. Ebenso löst hier *Salizylsäure* eine Ablösung überschüssiger verklebter **Hornzellen** aus und stillt **Entzündungen.**

Die *Kräuter*extrakte wirken **antibiotisch,** töten also **Bakterien** ab, die **Entzündungen** verursachen, und drosseln die *Talg*produktion, sodass das Problem ursächlich gelöst wird.

Der Hautwunsch nach <u>Dichte</u>

<u>Wie äußert er sich?</u>

Dieser Hautwunsch, der mit dem Ende der **Wechseljahre** auftritt, äußert sich durch ein Hautbild, das geprägt ist durch eine **pergament**artige Anmutung.

<u>Wie äußert er sich?</u>

Durch den sinkenden **Östrogen**spiegel, der den Verlauf der **Wechseljahre** kennzeichnet, verringert sich die substanzielle Ausstattung der **Zellen**

(Mauersteine), die von den **Basalmaurern** produziert werden. Die **Gewebsdichte** lässt nach, weil durch den sinkenden **Östrogen**spiegel nicht mehr genügend **Kalzium** und andere **Mineralien** zu den **Basalmaurern** gelangen, welche diese für ihre Produktion benötigen.

Stellen wir uns eine Wand vor, die aus porösen Einzelsteinen gemauert wurde, so ergibt das ein ungefähres Bild dessen, wie eine derartige Haut, stark vergrößert, aussehen würde.

Wie wird dieser Hautwunsch erfüllt?

Auch hier setzt die Behandlung bei den Symptomen und den Ursachen an.

Die symptomatische Behandlung erfolgt durch die Zufuhr der fehlenden **Mineralstoffe** von außen, durch eine Creme.

Die ursächliche Behandlung führt der Haut **Pflanzen**extrakte zu, die eine **östrogen**artige Wirkung aufweisen.

Das sind z. B. Extrakte aus **Soja, Rotklee, Traubensilberkerze** oder **Mönchspfeffer.** Sie erhöhen die Versorgung der **Basalmaurer** mit **Calcium** und anderen **Mineralien,** sodass diese wieder in genügendem Maße in die **Zell**produktion einfließen können. Das lässt die Stabilität des **Zell**gewebes wiederkehren, was sich wiederum in einem **dichteren** Hautbild äußert.

5. Kapitel

Das Pflegemenü

Sicher ist Ihnen beim Studieren der vorhergehenden Seiten aufgefallen, dass zur Beschreibung der Kosmetikzusammensetzung oftmals Begriffe aus dem Bereich der Küche und der Ernährung, wie *„Nahrung"*, *„Nährstoffe"*, *„Vitalstoffe"*, *„Öle"*, *„Fette"*, *„Versorgung"*, *„Kräftigung"*, *„Stärkung"*, verwendet werden.

Und so wie das Beispiel eines *Haus*es wunderbar zum Verständnis des Haut*aufbau*s beiträgt, so eignen sich die unterschiedlichen Aspekte des *Essen*s – seien es die einzelnen Bestandteile, ihre Zubereitung und die Reihenfolge ihrer Aufnahme – hervorragend dafür, die Prinzipien der optimalen *Kosmetikzusammensetzung* bzw. ihrer *Aufnahme* zu erläutern.

Um die für einen Laien nicht zu realisierende mengenmäßige Vielfalt des Kosmetikmarktes verständlich zu erklären, bedarf es einer Struktur.

Zur Verdeutlichung der Struktur wird auf einen Bereich des Lebens zurückgegriffen, der dem Großteil der Menschen geläufig ist, nämlich das Essen.

Die verschiedenen Arten der Kosmetikprodukte, ihr Sinn und die Reihenfolge ihrer Anwendung sind das Thema dieses Kapitels.

Auch dieses Kapitel soll für Sie wieder ein Kapitel „zum Anfassen" werden, um Ihnen die Thematik wirklich *„be-greifbar"* zu machen.

<u>Die Zutatenliste:</u>

| Duschgel   ←----------------------- → | Gesichtsreinigung
| Fl. Wasser   ←----------------------- → | Gesichtsspray
| Gl. Fruchtsaft ←----------------------→ | Gesichtsserum
| Ts. Kaffee   ←----------------------→ | Gesichtstonic
| bel. Brötchen   ←----------------------→ | Gesichtscreme

Bauen Sie nun die einzelnen Bestandteile dieser Liste vor sich auf, bevor Sie weiterlesen.

O. K.?

Stellen Sie sich jetzt einen klassischen frühen Morgen vor.

Sie verlassen das Bett noch etwas benommen und werden die nächste Stunde so gestalten, dass Sie erfrischt, gestärkt und geschützt den Herausforderungen des Tages ins Auge schauen können.

Die Art und Weise des Ablaufs dieses klassischen frühen Morgens wird im Folgenden als Parallele zur Gestaltung eines optimalen *Pflegemenüs* dienen.

Also, Sie stehen auf und freuen sich schon auf die heiße *Dusche* mit einem inspirierenden *Duschgel*, um sich von den **Schweißrückständen** der Nacht zu befreien und gleichzeitig Ihren *Kreislauf* und Ihren *Blutdruck* in Topform zu bringen.

Diesem Erlebnis entspricht die morgendliche und abendliche *Reinigung* Ihres Gesichts.

Morgens, um die *Stoffwechselrückstände* des Haut*regenerations*prozesses zu beseitigen (Sie wissen ja, die *Basalmaurer* beginnen ihre Schicht gegen 17 Uhr, die um 5 Uhr morgens endet).

Abends, um die Haut von *Umweltverschmutzungen,* die sich im Laufe des Tages auf der Hautoberfläche ansammeln, zu entfernen.

Ob Ihnen dabei am besten ein *Reinigungsgel, -schaum* oder eine *Seife* bekommt, finden Sie am besten durch Ausprobieren heraus.

Wichtig ist, dass es Ihrem *Hauttyp* entspricht.

Spezielle Produktempfehlungen finden Sie in einem der anschließenden Kapitel.

Nach erfolgter *Dusche* gehen Sie in die Küche, wo Sie schon vom herrlichen Duft des frisch gebrühten *Kaffees* empfangen werden. Sie können es kaum erwarten, eine Tasse des köstlichen Getränks zu sich zu nehmen. Gesagt, getan.

Sie schütten sich eine Tasse ein und Folgendes geschieht in Ihrem Körper:

*Ihr *Blutdruck* steigt

*die letzten Spuren der Benommenheit verschwinden

*der **Kaffee** entfacht das Feuer Ihres **Stoffwechsels**

Ein **Gesichtstonic** wirkt auf Ihre Gesichtshaut vergleichbar. Der Begriff „**Tonic**" leitet sich von „**belebend**" ab.

Ein **Gesichtstonic** steht also als belebende Geste zwischen der Reinigung des Gesichts und den folgenden Pflegeprodukten.

Es bereitet die Haut auf die nachfolgenden Pflegesubstanzen und deren Verarbeitung vor. Ebenso wie **Kaffee** wirkt es **anregend,** aber **nicht** nährend.

Würden Sie sich in der Abfolge Ihres Frühstücks nun von den Impulsen Ihres Bauches steuern lassen, dann würde als Nächstes das belegte Brötchen auf dem Plan stehen.

Doch Sie als bewusster Mensch wissen, dass alle Zellen Ihres Körpers, genau wie die **Basalzellen (-maurer)**, ständigen Überfällen und Angriffen der „**Free Radicals**" ausgesetzt sind.

Und um sie bei der täglichen Abwehr dieser gemeinen Fieslinge zu unterstützen, versorgen Sie sie schon während des Frühstücks mit einer gewaltigen Portion sogenannter „**Antioxidantien**", die nichts anderes darstellen als potente Waffen im Kampf gegen die „**Freien Radikale**" und deshalb auch als „**Radikalenfänger**" bezeichnet werden.

Sie tun dies entweder in Form eines **frisch gepressten Saftes** oder aber in **hochkonzentrierter Form** als **Kapseln** bzw. **Dragees**, die **Frucht-, Gemüse-** oder **Vitamin**komplexe beinhalten.

Der Vorteil dieser Präparate ist, dass sie – abgesehen von einigen Früchten wie **Pflaumen, Aprikosen** oder **Beeren** wie **Goji, Sanddorn** und **Cranberries** – eine Konzentration an **Antioxidantien** aufweisen, die in der herkömmlichen Ernährung in diesem Umfang nicht gegeben ist.

Höchstwahrscheinlich werden auch einige der Leser dieses Buches **Medikamente** zu sich nehmen müssen, deren starke **Wirkstoffe** nicht wie die **Antioxidantien** dem **Schutz,** sondern der **Reparatur** von schon entstandenen Schäden des Körpers dienen.

Ihr Gesicht befindet sich nun also in einem **gereinigten, tonifizierten** Zustand und Sie werden jetzt ein Serum auftragen, das ihm in hochkonzentrierter Form schützende **Radikalenfänger/Antioxidantien** und **Feuchtigkeit** oder **reparierende, straffende** und **glättende** Substanzen zuführt.

Ähnlich einem *frisch gepressten Saft*, einem *Nahrungsergänzungsmittel* oder einem *Medikament* liegt hier der Sinn darin, der Haut eine Menge an *Wirkstoffen* zur Verfügung zu stellen, die eine herkömmliche *Creme* nicht bieten kann, da deren Schwerpunkt auf der Zufuhr von nährenden *Fetten* und *Feuchtigkeit* liegt. Damit ist auch die häufig gestellte Frage beantwortet, ob „ein *Serum* allein reicht". Vielleicht hatte ja die *berühmte Fee,* die anbot drei Wünsche zu erfüllen, ihre Hand im Spiel, als *Wirkstoffkonzentrate* wie *Seren* und *Ampullen* entwickelt wurden, die es ermöglichen, mehrere *Hautwünsche* innerhalb eines *Pflegerituals* zu erfüllen?

Dabei ist es im Bereich der Hautpflege sogar möglich, im Zeitrahmen eines Tages vier Hautwünsche zu befriedigen, da die Möglichkeit besteht, sowohl morgens wie auch abends ein *Serum* und eine *Creme* zu verwenden, die jeweils auf einen *Hautwunsch* abgestimmt sind. Lassen Sie mich das anhand eines Beispiels kurz schildern:

Gehen wir vom Extremfall einer Haut aus, die sich

* *Energie,*
* *Schutz,*
* *Glätte,*
* *Straffung*

wünscht, so wird als Erstes eine Prioritätenreihenfolge festgelegt, welche entscheidet, wofür wir ein *Serum* und wofür eine *Creme* verwenden. Würde an

1. *Stelle:* **Straffung,** an
2. *Stelle:* **Glätte,** an
3. *Stelle:* **Energie,** an
4. *Stelle:* **Schutz** stehen, so hieße das, dass diese Haut

für ihre zwei dringendsten Wünsche die benötigten *Wirkstoffe* dann zur Verfügung gestellt bekommt, wenn sie am *aktivsten* ist, also *abends*. Der oberste Hautwunsch wird hierbei mit einem *straffenden* **Serum** und der zweitwichtigste mit einer *glättenden* **Creme** erfüllt. Der dritte Wunsch wird im *morgendlichen Pflegeritual* mittels eines *energetisierenden Serums* und der vierte Wunsch mit einer *schützenden Creme* erfüllt.

Nachdem der Körper nun *energetisiert* und *geschützt* ist, können Sie Ihre Aufmerksamkeit voll und ganz auf das frische, lecker belegte Brötchen richten. Ihm kommt die Aufgabe zu, den Körper mit Energie zu versorgen. Es führt dem Körper *Kohlenhydrate (Zucker), Fette* und *Eiweiß* zu. Da der Körper ein sich ständig selbst erneuerndes System darstellt, benötigt er diese Stoffe zum Aufbau neuen Gewebes und zur Aufrechterhaltung seines Stoffwechsels. Und auch hier gilt es, die Gestaltung unter Einsatz eines hohen IQ vorzunehmen, denn wie heißt es im Volksmund so schön: *„Du bist, was du isst!"*

Was bedeutet das im Detail?

Dass *SIE* die Wahl haben, einfach zu essen, um satt zu werden (auf diesem Prinzip beruht die Nahrungsversorgung der unzähligen Fast-Food-Ketten. Das dort angebotene „Essen" führt zwar nicht zu direkten Vergiftungserscheinungen und stillt das Hungergefühl, doch beinhaltet es weder eine ausreichende Menge an bioaktiven Pflanzenstoffen, die die Zellen Ihres Körpers im täglichen Kampf gegen die *„Free Radicals"* unterstützen, noch die benötigten *Vitamine, Mineralien* und *Spurenelemente.*

Zu welch gravierenden Auswirkungen eine dauerhafte Ernährung auf Fast-Food-Basis führt, wird beeindruckend im Film „Super Size Me" von Morgan Spurlock aufgezeigt). Es ist von Bedeutung, dass Sie die Zusammensetzung Ihres täglichen Essens bewusst und genussvoll gestalten, indem Sie Wert auf dessen Naturbelassenheit legen, d. h., die Nahrungsmittel sind nicht industriell verarbeitet, beinhalten keinen raffinierten Zucker, kein raffiniertes Öl, kein raffiniertes Salz, dafür einen hohen Anteil an Gemüse, Obst, Vollkorn- und Milchprodukten.

Die so erfolgte Zufuhr von Ballaststoffen verhindert einen zu stark schwankenden Blutzuckerspiegel, der Körper wird kontinuierlich mit Energie versorgt, Heißhungerattacken unterbleiben, es stehen immer ausreichend schützende Vitalstoffe zur Verfügung, die Nahrung liegt nicht „schwer im Magen" und erhält schlank.

Der Vergleich zwischen frischer Nahrung und Fast Food entspricht dem Vergleich einer hochwertigen (nicht unbedingt teuren!) *Creme*, die *auf natürlichen Ölen* basiert, und einer von ihrer Zusammensetzung her billigen *Creme,* deren Hauptinhaltsstoff *flüssiges Paraffin (Kerzenwachs)* ist.

Deren Fette lassen sich zwar vercremen und eignen sich hervorragend zur Pflege von wunden Baby-Popos, doch verbleiben sie **auf** der Hautoberfläche.

Die hochwertige Creme hingegen, mit ihren naturgegebenen Inhaltsstoffen, dringt tief in die Haut ein, pflegt, nährt und schützt sie.

Immer wieder ist das Argument zu hören, dass man selbst, die Mutter oder irgendeine Tante, nie etwas anderes als die „blaue Dose" benutzt hat und die Haut wunderschön sei.

Das liegt jedoch nicht an der Creme. Hier stimmt die Kausalitätskette nicht. Es gibt auch Raucher, die 100 Jahre alt werden. Aber nicht <u>wegen</u> der Zigaretten, sondern <u>trotz</u> der Zigaretten. Ebenso ist die Haut der o. g. Personen nicht <u>wegen</u>, sondern <u>trotz</u> der minderwertigen Cremes schön.

Last but not least warten nun noch das Gesichtsspray und die Flasche Mineralwasser auf ihre Erklärung.

Der immer wieder zu vernehmende Hinweis, den Körper über den Tag verteilt, mit 2–3 Litern Wasser zu versorgen, gilt, abgesehen von der Menge, auch für das Gesicht. Die obligatorische Wasserflasche in den Händen von Models und Filmstars, die so ihren Körper und die Haut von innen mit Feuchtigkeit versorgen, ist mittlerweile zu einem vertrauten Bild für uns geworden. Äußerlich geschieht das durch die Anwendung eines Gesichtssprays.

Es sollte in keiner Handtasche fehlen um eventuell im Tagesverlauf auftretende Durststrecken zu überwinden.

6. Kapitel

Augen-, Lippen-, Hals- und Handpflege

Nachdem wir uns im vorherigen Kapitel detailliert der optimalen Zusammensetzung und Reihenfolge des Pflegemenüs gewidmet haben, wenden wir uns jetzt in diesem Kapitel den Spezialprodukten zu.

Um den Grund für die Existenz und die Verwendung dieser Produkte herauszufinden, lassen Sie uns als Erstes die Gemeinsamkeiten der mit ihnen zu pflegenden Hautpartien betrachten.

Vielleicht erkunden Sie erst einmal 5 Minuten – unter Zuhilfenahme Ihrer bis jetzt schon erlangten Beobachtungsgabe und Ihres Wissens über die Haut, ihren Aufbau und die in ihr wirkenden Zusammenhänge –, welche Besonderheiten diese vier Hautpartien gemeinsam haben.

Die Uhr läuft;-):

* _____

* _____

* _____

Nun? Zu welchen Resultaten sind Sie gekommen?

Ist Ihnen aufgefallen,

I.

- *dass* all diese Hautpartien in unserem alltäglichen Leben ständig in Bewegung sind, *weil*
- *ohne* das Blinzeln der Augenlider das Auge seiner Funktion nicht nachkommen kann, da es ungeschützt wäre und austrocknen würde?
- *ohne* die Bewegung der Lippen keine sprachliche Kommunikation und keine Nahrungsaufnahme stattfinden kann (beide Partien sind für die Mimik, die nonverbale Kommunikation ausschlaggebend)?

- *dass* ein unbeweglicher Hals zu einem steifen Kopf führen würde?
- *dass* ohne bewegliche Hände ein selbstständiges Alltagsleben, in dem allein für sich gesorgt werden kann, undenkbar ist?

2.
- *dass* all diese Hautpartien im Verhältnis zum Rest des des Körpers, mit sehr wenig Fettgewebe ausgestattet sind?

3.
- *dass* all diese Hautareale so gut wie keine Poren bzw. Talgdrüsen aufweisen, was ihren geringen Talggehalt erklärt?

4.
- *dass* alle vier Hautpartien, jeden Tag unseres Lebens (außer durch eine Sonnenbrille im Sommer und durch Handschuhe und Schal im Winter) ungeschützt den Einwirkungen der Umwelt ausgesetzt sind?

Halten wir fest, dass alle *vier Hautpartien* täglich immensem Stress ausgesetzt sind, aufgrund der Tatsache, dass sie dauernd bewegt werden, dadurch ihr *Collagen-* und *Elastingewebe* ständig beansprucht wird, sie weder durch Kleidung noch durch einen *Talgfilm* geschützt sind und ihnen fast kein polsterndes Unterhautfettgewebe zur Verfügung steht, so wird schnell klar, welche Anforderungen Produkte, die für diese Hautregionen entwickelt werden, zu erfüllen haben. Sie müssen hervorragend schützen, zum einen durch ausgezeichnete *UV*-Filter und zum anderen durch einen erhöhten Gehalt an erstklassigen Fetten. Sie müssen das Bindegewebe stärken und regenerieren. Des Weiteren kommen in Produkten für die *Augen-* und die *Lippen*partie oberflächlich aufpolsternde Substanzen zum Einsatz, die eventuell schon vorhandene Defizite des Bindegewebes ausgleichen, sodass die Augen- und Lippenpartien direkt praller und jünger erscheinen.
Die Produktpalette für die *Augenpartie* splittet sich außerdem in zwei Kategorien, da dieses Hautareal zusätzlich zu Schwellungen und Schatten neigt.

So gibt es einerseits *Augengels,* die *wasserlösliche, kühlende, abschwellende* und den *Lymphtransport* stimulierende *Wirkstoffe* enthalten, und andererseits *reichhaltige Cremes,* die die eingangs erwähnten Anforderungen erfüllen. Empfehlenswert ist es, Produkte beider Kategorien im <u>Kühlschrank</u> aufzubewahren, da die so erreichte *niedrige Temperatur* der Produkte beim Auftragen einen zusätzlich *abschwellenden* Effekt bewirkt.

7. Kapitel

Sonne

Dieses Kapitel behandelt die zentrale Rolle, die die **Sonne** für uns Menschen, für unsere Körper und für unsre Haut spielt.

Wir werden ihre positiven Auswirkungen, die Schäden, die durch ein „**Zuviel**" an Sonne angerichtet werden, und die Schutzwirkungen der mittlerweile ausgezeichneten Pflegeprodukte betrachten. Denn diese erlauben es, uns den sinnlichen Freuden des Sonnengenusses ohne ein schlechtes Gewissen hinzugeben.

Agni – bei den alten Indern,
Mitra – bei den alten Persern,
Ra – bei den alten Ägyptern,
Helios – bei den alten Griechen,
Apollo – bei den alten Römern,

die Liste der göttlichen Bezeichnungen für die Sonne ließe sich unendlich lang fortsetzen, da sie bei fast allen Völkern als **Lebensspender** und **-vernichter** eine zentrale Rolle spielte.

Schon früh erkannten die Menschen, dass sie direkt oder indirekt alle Lebewesen der Erde mit Energie versorgt.

Weil sie selbst Energie produziert und ausstrahlt, gilt sie als Stern – im Gegensatz zu den Planeten oder den Monden, die Energie und Licht lediglich empfangen und reflektieren.

Das hier behandelte, für unseren Körper relevante, Strahlenspektrum der Sonne umfasst:

* sichtbare *Lichtstrahlen*
* unsichtbare *UV-Strahlen*
* wärmende *Infrarotstrahlen*

Die Auswirkungen der einzelnen Strahlen auf die Haut

Die **Lichtstrahlen** wirken (abgesehen von der seltenen **Licht-Allergie**) nicht so gravierend auf die Haut, dass sie hier einer extra Erwähnung bedürften. Die zur Erde gelangenden **UV**-Strahlen gliedern sich in den **UV-A-, UV-B-** und **UV-C**-Bereich. Zum Glück verhindert die Ozonschicht unserer Atmosphäre noch immer, dass so viel **UV-C**-Strahlung die Erde erreicht, dass diese uns Menschen gefährlich werden könnte. Sie ist die aggressivste **UV**-Strahlung.

Die **UV-A**-Strahlung ist eine sogenannte *„langwellige"* Strahlung, im Gegensatz zur *„kurzwelligen"* **UV-B**-Strahlung.

Stellen Sie sich die **UV-A**-Strahlen als *lange, dünne Nägel* und die **UV-B**-Strahlen als *kurze, dicke Nägel* vor und nehmen Sie die Karte des Hautaufbaus zur Hand, um nachvollziehen zu können, wo die Strahlen im Einzelnen wirken.

Die **UV-A**-Strahlen bewirken eine sofortige **Aktivierung** des schon in der Haut vorhandenen **Melanins** und damit eine sofortige, aber nur kurzfristige **Bräunung.** Weil sie energieärmer sind, führen sie erst nach langer, intensiver Einwirkung zu **Entzündungen** (Sonnenbrand).

Deshalb werden in **Solarien** hauptsächlich Röhren verwendet, die lediglich **UV-A**-Strahlen produzieren.

Abgesehen von der sofortigen **Bräunung** wirken die **UV-A**-Strahlen zerstörend auf die **Collagen-** und **Elastin**fasern. Erinnern Sie sich an das Trümmerfeld, das die Gebr. **Fibroblastycz** beseitigen mussten? Hier liegt eine der Hauptursachen für unnötige, vorzeitige **Falten**bildung und hängende, schlaffe Haut. Weiterhin können **UV-A**-Strahlen eine **Sonnenallergie** auslösen und bewirken keine Gewöhnung der Haut an die Sonne durch den Aufbau einer **Lichtschwiele.**

Was ist damit gemeint?

Unser Organismus konnte in den Millionen Jahren seiner evolutionären Entwicklung dadurch überleben, dass er sich immer wieder den ständig verändernden Umweltbedingungen anpasste.

Diese Fähigkeit nennt sich *„Adaption".*

Zur Erklärung ein einfaches Beispiel: Stellen Sie sich vor, Sie müssten jetzt direkt 10 km Fußmarsch, barfuß, über Stock und Stein hinter sich bringen. Gnadenlos, ohne Pause.

Wie würden Ihre Füße, die ja an den alltäglichen Schutz durch Schuhe und Strümpfe gewöhnt sind, danach aussehen?

Wund, blutig und entzündet, weil sie diese Belastung nicht gewöhnt sind.

Genauso verhält es sich bei einer Haut, die von heute auf morgen einer übermäßigen **Sonneneinstrahlung** ausgesetzt wird und dadurch die Kapazitäten ihrer **Eigenreparatur**fähigkeit überschreitet.

Nehmen wir nun an, Sie hätten einen Monat Zeit, sich auf Ihre 10 Kilometer Fußmarsch vorzubereiten. Sie würden täglich einen Kilometer barfuß gehen, dann würde Folgendes passieren: Ihre Füße würden sich innerhalb dieses Monats täglichen Barfußgehens an die veränderten Bedingungen anpassen und so viel **Hornhaut** ausbilden, dass Sie die 10 Kilometer Fußmarsch ohne nennenswerte Auswirkungen auf Ihre Füße absolvieren könnten.

Und das ist das Geheimnis der *„Lichtschwiele".* Durch den maßvollen, täglichen, verkraftbaren Reiz, der auf die **Basal-** und **Melanin**zellen –ähnlich dem täglichen Marsch eines Kilometers – ausgeübt wird, kommt es zur mengenmäßig verstärkten Bildung von **Hautzellen,** die mit zusätzlichem **Melanin** angereichert sind. Dadurch wird die Oberhaut dicker, ist gebräunt und kann so die **Strahlen** der **Sonne** abfangen, bevor sie in den unteren Hautschichten ihr zerstörerisches Werk anrichten können.

Und nach einem Monat Training könnte eine so angepasste Haut – sofern sie nicht von Natur aus sehr blass ist – ein stundenlanges Sonnenbad auch ohne Schutzprodukte überstehen.

Diese Gewöhnung geschieht allerdings nur durch **UV-B**-Strahlen, womit wir beim zweiten, für uns Menschen wichtigen **UV**-Strahlenbereich angelangt sind.

Diese Strahlen, die wir uns als *kurze, dicke Nägel* vorstellen können, da sie *kurzwellig* und wesentlich reicher an Energie als die **UV-A**-Strahlen sind, dringen bis zur **Basalzellschicht** vor und führen hier in kürzester Zeit durch ihre geballte Ladung Energie zu Abwehrreaktionen, die sich als

„Sonnenbrand" äußern. Deshalb ist es so wichtig, die *„Eigenschutzzeit"* entweder durch langsame Gewöhnung oder aber durch die Verwendung eines schützenden Produktes zu erhöhen.

Werden die **Basal-** und die **Melanin**zellen ein Leben lang durch exzessive, die **Eigenschutzzeit** ignorierende **Sonnenbäder** gereizt, können sie irgendwann zu **Krebszellen** entarten.

Dabei scheidet wie immer im Leben die Dosis das **Gift** vom **Lebenselixier,** welches ein **Sonnenbad** darstellt, das **maßvoll** genossen, **essenziell** für die Bildung von **Vitamin D** ist, den **Blutdruck senkt,** die Ausschüttung von **Glückshormonen** steigert und krebs**vorbeugend** wirkt.

Um sich die unterschiedlichen Wirkungen der **UV-A-** und **UV-B-**Strahlen sicher merken zu können, möchte ich Ihnen eine hervorragende Eselsbrücke anbieten, die in der Kosmetikbranche gerne genutzt wird:

UV-<u>A-lterung</u>
    <u>-llergie</u>

UV-B-<u>rand</u>
    <u>-räune</u>

Die **Infrarot**strahlen sind die **langwelligsten** der hier behandelten Strahlen. Sie sind dafür verantwortlich, dass wir uns während eines **Sonnenbades** „bis auf die Knochen" durchwärmt fühlen.

Auch sie können auf Dauer und im Übermaß die Haut schädigen, deshalb beinhalten moderne Schutzprodukte mittlerweile Substanzen, die auch vor diesen Strahlen schützen.

Eigenschutzzeit versus Licht-/Sonnenschutzfaktor

Mit diesem mathematischen, trockenen Thema verbinden sich häufige Missverständnisse. Lassen Sie mich versuchen, es so verständlich wie möglich zu erklären.

Der erste wesentliche Fakt ist, dass
<u>S</u>un-<u>P</u>rotecting-<u>F</u>actor und
<u>L</u>icht-<u>S</u>chutz-<u>F</u>aktor
das Gleiche bedeuten. Lediglich die Formulierung ist unterschiedlich.

Der zweite wesentliche Fakt ist, dass
die Zeit, die Sie ungeschützt, ohne zu verbrennen, in der Sonne verbringen
können, Ihre persönliche Eigenschutzzeit präsentiert.
Ist sie Ihnen bekannt?

Gehören Sie zum **Sonnentyp 1**:

Haben Sie eine sehr helle,
nie bräunende Haut
+ hellblonde bis rötliche Haare
+ Sommersprossen

dann beträgt Ihre Eigenschutzzeit
5–10 Minuten
===========

Gehören Sie zum **Sonnentyp 2**:

Haben Sie eine helle,
zum Sonnenbrand neigende Haut
+ blonde Haare
+ helle Augen

dann beträgt Ihre Eigenschutzzeit
15–20 Minuten
============

*Gehören Sie zum **Sonnentyp 3**:*

Haben Sie eine von Natur aus helle Haut,
die eine schöne Bräune entwickelt,
+ dunkelblonde bis braune Haare
+ braune Augen

dann beträgt Ihre Eigenschutzzeit
25–30 Minuten
============

*Gehören Sie zum **Sonnentyp 4**:*

Haben Sie von Natur aus eine hell- bis dunkelbraune Haut,
die selten oder nie in der Sonne verbrennt,
+ dunkle Haare
+ dunkle Augenfarbe

dann beträgt Ihre Eigenschutzzeit
30–45 Minuten
============

Sie haben festgestellt, welchem Sonnentypen Sie entsprechen?

Sie kennen jetzt Ihre ungefähre persönliche Eigenschutzzeit?

Dann lassen Sie uns die Bedeutung des SPF genauer unter die Lupe neh-men. Erklären wir ihn am besten unter Einbeziehung des oben beschrie-benen Beispiels des Barfußgehens. Auch hier haben Ihre Füße ein **Eigen-schutzpotenzial.** Es beträgt 1 Kilometer ungeschützten Fußmarsch, das Sie unter Verwendung schützenden Schuhwerks direkt auf 10 Kilometer steigern könnten.

Die notwendige körperliche Konstitution vorausgesetzt, könnten Sie also loslegen, 10 Kilometer absolvieren und würden danach, aufgrund des Schuhwerks, keine nennenswerten Schäden an Ihren Füßen feststellen können.

Sie haben also eigenständig die *Eigenschutzzeit* Ihrer Füße verlängert.

Wenden wir dieses Beispiel nun auf den *SPF* an. Die Zahl des *SPF* einer *Sonnenpflege* verrät Ihnen, um *wie viel* Sie Ihre persönliche *Eigenschutzzeit* nach Anwendung des Produkts *multiplizieren* können und *wie viel* länger Sie sich dann *ungestraft* der *Sonneneinstrahlung* aussetzen können.

Angenommen, Sie gehören zum im Deutschland weit verbreiteten *Sonnentyp 2*. Ihre *Eigenschutzzeit* beträgt somit *15* Minuten:

Endlich Urlaub! Sie lassen das hässliche Wetter in Deutschland hinter sich, fliegen ans Mittelmeer. Dort, im Hotel angekommen, lockt die *Sonne* von draußen.

Sie können es kaum abwarten, ans Meer zu stürmen und *Sonne* satt zu tanken. Es ist mittlerweile mittags 12 Uhr.

Sie müssen noch Sachen auspacken, ca. 13 Uhr wären Sie am Strand, 18 Uhr müssen Sie zum Diner im Hotel zurück sein.

Da Sie ungefähr *eine Stunde* benötigen werden, um sich für das Abendessen chic zu machen, und eine *halbe Stunde* für den gemütlichen Rückweg vom Strand zum Hotel einplanen, wird sich der *Aufenthalt* in der *Sonne* also über einen Zeitraum von *3 ½* Stunden erstrecken.

Bei einer Eigenschutzzeit von 15 Minuten, bedeutet das, dass Ihre Haut der 14-fachen Menge an UV-Strahlen ausgesetzt wäre, die sie eigentlich verträgt.

Der *SPF* Ihres *Sonnenschutz*produktes müsste also *14* betragen. Da die meisten Produkte mit *SPF* sich in *5*er-Faktoren staffeln, also *5, 10, 15, 20* etc., würden Sie in diesem Fall ein Produkt mit *SPF 15* wählen. Aber *Achtung!* Was ist mit dem nächsten Tag? Sonnenhungrig, wie sie sind, werden Sie sich höchstwahrscheinlich schon um *11* Uhr an den Strand begeben. Die *Zeit,* die Sie in der Sonne verbringen werden, wird sich also um *2* Stunden (*4 x 15* Minuten) verlängern. Das bedeutet, dass Sie einen *SPF 18* bzw. – auf einen 5er-Faktor hochgerechnet – einen *SPF 20* benötigen.

Sie kaufen also am besten schon in Ihrem Heimatort ein Sonnenprodukt mit *SPF 20,* um sich direkt zum Urlaubsbeginn auf der sicheren Seite zu befinden. Damit die *Schutz*wirkung der Produkte im vollen Umfang ausgeschöpft werden kann, beachten Sie bitte:

— dass Sie sie <u>mindestens</u> *30* Minuten <u>vor</u> Beginn des Sonnenbades auftragen,

— dass Sie das Auftragen auch <u>während</u> des Sonnenbades *wiederholen,* da durch das Baden im Wasser, das darauf folgende Abtrocknen („Abrubbeln") oder das Schwitzen des Körpers ein Teil der Schutzwirkung *verloren* geht.

Eine Frage, die in Bezug auf den *SPF* immer wieder gestellt wird, lautet in etwa so: Was passiert mit mir, wenn ich bei einer Eigenschutzzeit von *20* Minuten, mit einem *SPF 10,* mein Sonnenbad nach geschützten *3* Std. *20* Minuten nochmals mit einem *SPF 20* versuche um *3* Std. zu *verlängern?* Ganz einfach, <u>ich würde verbrennen</u>*!* Warum?
Für die Erklärung nehmen wir noch einmal das Beispiel des Barfußgehens zu Hilfe:
Sie laufen 10 Kilometer in Ihren schützenden Schuhen. Nach 10 Kilometern sind Ihre Füße, trotz der Schuhe, aufgrund der fehlenden Hornhaut, an die Grenze ihrer Belastbarkeit gelangt. Jetzt würden auch neue, noch bessere Schuhe nichts nützen, denn Ihre Füße, die jetzt die Grenze ihrer Belastbarkeit erreicht haben, bleiben dieselben und beim Absolvieren der nächsten 10 Kilometer würden Sie, trotz besseren Schuhwerks, beginnen wund zu werden und blutige Blasen zu bilden.
Ebenso verhält es sich bei Ihrer Haut, deren durch den *SPF 10* auf *3* Stunden *20* Minuten verlängerte *Eigenschutzzeit* ausgeschöpft ist. Klüger wäre es gewesen, direkt einen *SPF 20* aufzutragen, da hiermit ein *Sonnenbad* im zeitlichen Umfang von *6* Stunden *20* Minuten möglich gewesen wäre.

After Sun

Warum soll ein After Sun verwendet werden?
Warum genügt nicht die alltäglich verwendete Gesichtscreme bzw. Bodylotion?
Weil Sie nicht alltäglich mindestens 3 Stunden in der Sonne baden!
Die Bedürfnisse einer Haut, die über einen längeren Zeitraum der Sonne ausgesetzt wurde, kann im Prinzip als eigenständiger *Hautwunsch* angesehen werden.
Und zwar als ein Wunsch nach intensivem *Schutz* und intensiver *Feuchtigkeitsversorgung* während des *Sonnenbades,* kombiniert mit dem Bedürfnis nach hochgradiger *Beruhigung, Reparatur* und *Ernährung* nach dem *Sonnenbad.*
Auch hier kann sehr gut ein Beispiel aus dem praktischen Leben zum Verständnis beitragen.
Erinnern Sie sich an Ihren letzten Saunabesuch?
Vorausgesetzt, Sie haben mindestens 3 Trockensaunagänge mit mindestens 10-minütiger Dauer hinter sich gebracht, welcher wird dann der bestimmende Gedanke in Ihrem Kopf sein? Genau: Durst! Und nachdem Sie Ihren Durst gestillt haben, wird sich ein anderer alter Bekannter in Ihrem Kopf zu Wort melden: der Hunger!
Warum? Weil Sie nicht „normaler", alltäglicher Wärme ausgesetzt waren, sondern einer Hitze in Extremform.
Ihr Körper hat überdurchschnittlich viel Flüssigkeit verloren und Ihr Stoffwechsel lief auf Hochtouren, so dass er die verlorene Energie nun in Form von Nahrung zurückfordert.
Und auch Ihre Haut verliert im Laufe eines ausgiebigen Sonnenbades extrem viel Flüssigkeit, während Ihr Stoffwechsel auf Hochtouren läuft. Sie, der Mensch, der seine Haut diesen Strapazen aussetzt, sind verantwortlich dafür, dass Ihre Haut optimal, durch die Zufuhr der von ihr benötigten Substanzen, unterstützt wird, diese Beanspruchung ohne bleibende Schäden zu überstehen! Schließlich wollen Sie ja im Laufe Ihrer vergehenden Lebensjahre keine alternde, sondern eine reifende Haut im Spiegel bewundern. Das ist der Grund für die Existenz spezieller After-Sun-Produkte!

Sie *wirken* durch die Verwendung von Extrakten aus Pflanzen – wie *Aloe Vera* oder *Algen,* die im Laufe ihrer Evolution gelernt haben, sich täglicher, intensiver Sonneneinstrahlung anzupassen – extrem *beruhigend,* enthalten eine überdurchschnittliche Konzentration an *Feuchtigkeit* und *reparieren* eventuell aufgetretene Zellschäden. Das Ergebnis ist eine *gepflegte, gesunde* und *strahlende* Bräune.

8. Kapitel

Innere Schönheit

Ist das bisher in diesem Buch Beschriebene die notwendige geistige Nahrung, um den Sinn, die Details und die Zusammenhänge der Haut und ihrer Funktionen zu verstehen, so stellt das folgende Kapitel das geistige Dessert, das zusätzliche Bonbon, dar, das Sie einfach nur annehmen zu brauchen, um es genießen zu können.

Für eine attraktiv reifende Haut sind einige der im Folgenden gegebenen Empfehlungen essenzieller, andere freiwilliger Natur.

Sicher ist auch Ihnen der Spruch „*Wahre Schönheit kommt von innen!*" geläufig.

Sie werden in Ihrem Leben auch schon einige menschliche Beispiele getroffen haben, deren Anblick Ihnen den Wahrheitsgehalt dieses Satzes bestätigt hat.

So weit, so gut.

Gibt es nun Möglichkeiten, diese von innen kommende Schönheit gezielt zu mehren und zu pflegen?

Ja, gibt es!

Und zwar auf drei Ebenen:

Auf der *Ebene des Kopfes* – über den *sinnlichen Genuss.*

Auf der *Ebene des Herzens* über die *Liebe* und des *mitfühlendes Handelns.*

Auf der *Ebene des Bauches* – über *individuelle, schönheitsoptimierende Ernährung.*

Alle hier geschilderten praktischen Möglichkeiten, Ihre *Innere Schönheit* zu steigern, sollten Sie so oft wie möglich, am besten täglich, umsetzen.

Beginnen wir mit der **Kopfebene**, der Ebene des *sinnlichen Genusses*. Üben Sie, **genussfähig** zu werden. **Genießen** Sie, so **oft** sich dazu eine Möglichkeit bietet. Alles, was Ihren inneren **Genießer** anregt und Ihnen ein sinnliches, intensives „Mmmhhh" über die Lippen gleiten lässt, eignet sich hierfür. Sei es ein Stück **köstlicher Schokolade,** eine *Lieblingsmahlzeit,* ein *intensiver Kuss,* das **Schnuppern** an einer **duftenden Rose,** ein *delikates Eis* im Sommer, im Café genossen ...

Alles, was in Ihnen einen *intensiven Genuss* erzeugt, wird dieses Gefühl auch in Ihrem Gesicht **widerspiegeln.**

Und je öfter ein Gefühl gelebt wird, desto stärker prägt sich die dazugehörende Mimik im Gesicht ein!

Negative Beispiele gibt es dafür auf Deutschlands Straßen leider en masse.

Die **Ebene des Herzens** ist, was wahre Schönheit angeht, die *maßgebliche* Ebene. Keine Creme der Welt, keine Ernährung und kein Genuss kann Ihnen das wunderbare Strahlen ins Gesicht **zaubern,** das durch das tief empfundene Gefühl der **Liebe** hervorgerufen wird.

Egal, ob es sich dabei um die *frische, unschuldige Verliebtheit* handelt oder aber um die **Liebe,** die entsteht, wenn zwei Menschen sich über die Jahre bewusst füreinander entscheiden und ihre **Liebe** gestalten und erhalten.

Was geschieht nun aber, wenn wir momentan nicht zu den glücklichen Menschen gehören, deren **Herzen** ihre **Erfüllung** gefunden haben? Müssen wir auf die wunderbare, faszinierende Ausstrahlung verzichten?

Nein! Indem wir uns selbst aktiv auf die **Suche** nach **Erfüllung** begeben, können auch wir dieses **Strahlen** in unser **Gesicht zaubern.** Es wird immer dann erscheinen, wenn andere Wesen durch unser *mitfühlendes* Tun ein Gefühl des **herz**lichen **Dankes** auf uns übertragen. Möglichkeiten dafür gibt es unendlich viele, es ist nicht notwendig, Heldentaten zu vollbringen! **Spendieren** Sie einem **Obdachlosen** eine **Mahlzeit,** gehen Sie mit einem **Hund** aus dem **Tierheim spazieren.** Vielleicht verfügen Sie auch über die **Zeit,** eine **Patenschaft** für einen *hilflosen, einsamen Menschen* zu **übernehmen.** Aber tun Sie es!

Die Ebene des Bauches

Die im Folgenden gegebenen Empfehlungen gehören zu denen, die von **essenzieller** Natur sind, das heißt, Sie sollten sie unbedingt umsetzen, denn „der Mensch **ist,** was er **isst**"!

Abgesehen von der **Optimierung** Ihrer Inneren **Schönheit,** stellen diese Empfehlungen einen der wesentlichen Faktoren dar, körperlich gesund ein hohes Alter zu erreichen.

Das „A" und „O" einer **schönheitsoptimierenden** Ernährung besteht in ihrer prinzipiell so gestalteten Zusammensetzung, dass die Basalmaurer und die Gebr. **Fibroblastycz** über den roten Fluss des Lebens, den der Blutkreislauf darstellt, kontinuierlich mit all jenen Substanzen versorgt werden, die es ihnen ermöglichen bei den Regenerationsprozessen, welche sie permanent vollziehen, immer aus dem Vollen schöpfen zu können. Dabei verhält es sich bei der schönheitsoptimierenden Ernährung wie mit den berühmten „**guten**" Cremes. Sie, die Leserin, der Leser, sind **die-/derjenige,** mit deren/ dessen Organismus die Ernährung **harmonisieren** muss.

„**Gut**" ist also das, was **passt.** Aber wie können Sie herausfinden, **welche** Ernährung die individuell für Sie **passende** ist? Indem Sie aus der nächstgelegenen **Buchhandlung** ein **Taschenbuch** über **ayurvedische** Ernährung erwerben, den **ayurvedischen Konstitutionstest** vollziehen und dadurch erfahren, ob Sie ein **Vata-, Pitta-, Kapha-** oder ein **Misch**typ dieser Varianten sind.

Anschließend erlesen Sie sich die zu Ihnen passenden Nahrungsmittel. Bewusst verzichte ich hier darauf, einzelne Details dieser Methode zu erläutern.

Aufgrund meiner jahrzehntelangen praktischen Experimente und Erfahrungen mit verschiedenen Ernährungstheorien kann ich Ihnen diese mit ruhigem Gewissen empfehlen. Für mich persönlich war die Umstellung meiner Ernährung nach **ayurvedischen** Prinzipien ausschlaggebend dafür, dass ich mich von meinen schweren Allergien, meinem beginnenden Rheuma und meiner unreinen Haut befreien konnte. Von schulmedizinischer Seite aus wurde mir mehrfach bestätigt, dass die Leistungswerte meines Organismus dem eines zehn Jahre jüngeren Menschen entsprechen.

Haben Sie nun also durch Zuhilfenahme des Konstitutionstests herausgefunden, welches die zu Ihnen passenden Nahrungsmittel sind, so beachten Sie bei der täglichen Ernährung bitte folgende zwei Empfehlungen:

* Verzehren Sie so **selten** wie möglich Gerichte, deren Zubereitung **länger** als **24** Stunden zurückliegt.

* Verzichten Sie auf *„denaturiert"* zum Kauf angebotene *„Lebens"*mittel, d. h. auf *„Nahrungs"*mittel, die **pulverisiert** wurden,

wie Tütensuppen,
Instantkaffee;

die *isoliert* wurden,

wie *„raffinierter"* Zucker
„raffiniertes" Mehl
„raffiniertes" Öl.

Das Wort *„raffiniert"* steht immer für den Umstand, dass das entsprechende Lebensmittel von Bestandteilen *„gereinigt"* wurde, die den Großteil an **Vitaminen, Mineralstoffen, Spurenelementen** und **pflanzlichen Sekundärstoffen** enthalten.
Diese **raffinierten** Lebensmittel werden mittlerweile als die **Hauptauslöser** der so oft erwähnten **Zivilisationskrankheiten,** wie Herzinfarkt, Bluthochdruck, Rheuma und Krebs, angesehen. Erstaunlich ist das nicht und kann anhand des Beispiels von **raffiniertem** Weißmehl beschrieben werden:
Unser Organismus verbraucht beim **Verdauen** dieses Mehls, das eine **Zucker**art darstellt, **Vitamin B1.**
Dieses **Vitamin** ist ein wichtiges **Nerven**vitamin. Das beim **Verdauen** des Mehls verbrauchte **Vitamin B1** muss dem Organismus nun entweder über andere Quellen zugeführt werden oder aber es kommt zu Mangelerscheinungen.
Würde direkt ein **Vollkornprodukt** verzehrt werden, entstünde **kein** zu-

sätzlicher Bedarf, da die Natur so schlau ist, das für die Verdauung des Mehlanteils benötigte *Vitamin* in anderen Bereichen des Korns – die beim Weißmehl *entfernt* werden – zur Verfügung zu stellen.

Werden die folgenden Tipps berücksichtigt, so verfügt Ihr Körper immer über ein hohes Potential, sich gegen die ständigen Angriffe der *„Free Radicals"* zur Wehr zu setzen.

Sie erinnern sich an den Überfall im *Basazellen*bereich und an den *Krafttrunk,* der den *Basalmauern* dabei half, sich effektiv gegen die *„Free Radicals"* zu verteidigen?

Im Folgenden möchte ich Ihnen einige Früchte, Pflanzen und Nahrungsergänzungsmittel aufzeigen, welche die Zellen Ihres Körpers perfekt für den Kampf gegen die *„Free Radicals"* wappnen.

Beginnen wir mit getrockneten *Weinbeeren* (aus roten Weintrauben), getrockneten *Aprikosen,* getrockneten Pflaumen und getrockneten *Goji-*Beeren (die aus China stammen und dort aufgrund ihrer gesundheitserhaltenden Eigenschaften seit Jahrtausenden verehrt werden).

In Form von Saft bzw. Fruchtmark empfehlen sich besonders *Sanddorn, Preiselbeeren, Heidelbeeren* und *Hagebutten.* Lassen Sie es sich zur Angewohnheit werden, jeden Abend eine Handvoll *Trockenfrücht*e plus einer Handvoll *Nüsse* (abwechselnd *Walnüsse, Cashewkerne* bzw. *Mandeln*) plus einer Handvoll *Leinsamen* in ein großes Glas zu geben und über Nacht mit Wasser bedeckt weichen zu lassen. Das Einweichen verhindert, dass die trocken gegessenen Früchte und Nüsse Ihrem Körper Wasser entziehen. Außerdem sind sie im eingeweichten Zustand wesentlich besser zu verdauen.

Nachdem Sie am nächsten Morgen diese potente Mischung auf nüchternen Magen zu sich genommen haben, trinken Sie nach dem Frühstück bitte noch mindestens *40 ml* von einem der vorher aufgeführten *Beerensäfte* bzw. löffeln die entsprechende Menge als *Fruchtmark.*

Als Nächstes führe ich Ihnen Nahrungsergänzungsmittel auf, die ich aufgrund eigener positiver Erfahrungen empfehle unbedingt einzunehmen, damit auch Sie in den Genuss ihrer ausgezeichneten Wirkungen kommen können.

Zu Beginn zwei Substanzen, die Sie entweder in ihrer natürlich vorkommenden Form zu sich nehmen oder aber konzentriert, in Kapselform. An erster Stelle steht hierbei **Grüner Tee**. Diese kaum zu überschätzende Waffe im Kampf gegen **„Freie Radikale"** wurde und wird in vielen Kulturen des asiatischen Raums zur milden **Stimulation** des **Nervensystems** und zum **Schutz** des Körpers gegen vorzeitige altersbedingte **Verfallserscheinungen** genutzt. Insbesondere **Rauchern** sei der regelmäßige Genuss dieses Getränks ans Herz gelegt, da japanische Studien aufzeigten, dass die Inhaltsstoffe des **Grünen Tees** imstande sind, die Wände der **Lungenzellen** gegen die für sie schädlichen Inhaltsstoffe des **Tabakrauchs** zu **schützen**.

Aber auch alle anderen Zellen des Körpers profitieren von der schützenden Wirkung, die hauptsächlich auf die **„Catechine"** genannten Hauptinhaltsstoffe des **Grünen Tees** zurückgeführt werden. Der hohe Gehalt an **organisch** gebundenem **Fluor** ist der Grund dafür, dass die **Zähne** der Menschen, die regelmäßig **Grünen Tee** trinken, seltener von **Karies**bakterien befallen werden. Bereiten Sie sich täglich einen **Aufguss** aus ca. 3–4 Teelöffeln Teekraut zu. Die dabei verwendete Menge an Wasser hängt von der von Ihnen bevorzugten Intensität des fertigen Getränks ab. Die Teezubereitung trinken Sie dann verteilt über den Tag. Das zum Aufgießen verwendete Wasser sollte nach dem Aufkochen zwei bis drei Minuten abkühlen, bevor der Tee damit übergossen wird.

Das zweite höchst empfehlenswerte Nahrungsergänzungsmittel ist **Kürbiskernöl**.

Nehmen Sie es entweder pur zu sich – die Menge von 1–2 Teelöffeln genügt – oder in Form von Kapseln. Sollten Sie sich für die pure Variante entscheiden, achten Sie darauf, dass das Öl in dunklen Glasflaschen angeboten wird, da es so perfekt vor zerstörerischen Lichteinflüssen geschützt ist. Entscheiden Sie sich für die Kapsel-Variante, dann kaufen Sie **„Sabal-Kürbiskernöl-Kapseln"** der „dm"-Eigenmarke „besser leben", weil bei diesen ein gutes **Preis-Leistungs-Verhältnis** geboten wird. Der Nutzen des **Kürbiskernöls** liegt in der Wirkung der in ihm enthaltenen **„Phyto-Sterole"**. Das sind Substanzen, die menschlichen **Hormonen** ähneln. Sie **neutralisieren** die schädlichen Auswirkungen eines unausgeglichenen **Testosteron**spiegels auf das *Bindegewebe,* die Haarwurzeln, die *Blase* und, bei Männern, der *Prostata.*

Nehmen Sie es regelmäßig zu sich, damit Ihre *Haut* länger **straff** bleibt, Ihre *Haare dichter* wachsen und nächtlicher *Harndrang* nachlässt.

Eines der wichtigsten Nahrungsergänzungsmittel, das keinem Menschen in der täglichen Zufuhr fehlen sollte, ist das *Vitamin C.* Um die Notwendigkeit zu verstehen, einige wesentliche Fakten zu diesem Vitamin:

Es ist eine Substanz, die unentbehrlich ist für den reibungslosen Ablauf unzähliger *Stoffwechselprozesse.* Es unterstützt die *Stabilität* der *Knochen,* des *Bindegewebes* und der *Haut.* Das mit der Nahrung aufgenommene *Eisen* kann nur dann vom Körper optimal aufgenommen werden, wenn ihm ausreichend *Vitamin C* zur Verfügung steht. Diese Substanz unterstützt alle Zellen des Körpers dabei, die *„Free Radicals"* unschädlich zu machen. Außerdem verhindert ein hoher Spiegel des Vitamins im Blut die *Vermehrung* von *Viren* und *Bakterien.* Es wird im Körper aller Säugetiere selbstständig gebildet. *Ausnahmen* stellen lediglich der *Mensch, Meerschweinchen* und einige *Affen*arten dar. Der Körper einer *Katze* z. B. produziert täglich *4000 mg.* Aufgrund seiner Reaktionsfreudigkeit wird Vitamin C sehr schnell unter Licht- und Sauerstoffeinfluss zerstört. Die heutigen Nahrungsmittel, die in den seltensten Fällen vom „Bauern um die Ecke" stammen, haben meist eine tage- und kilometerlange Reise hinter sich. Somit sind sie nicht mehr erntefrisch und ihr natürlicher *Vitamin-C-*Gehalt ist auf ein *Minimum* geschrumpft. Die benötigte Menge *Vitamin C* ist so nur in Ausnahmefällen gewährleistet. Erschwerend kommt hinzu, dass unser Körper unter dem *Einfluss* von *Stress* (der ja heute zu einem festen Bestandteil des Alltags geworden ist) noch mehr von diesem Vitamin verbraucht und, da es wasserlöslich ist, nicht speichern kann. Somit ist es nutzlos, ein billiges *Vitamin-C-*Präparat (in Form von Pulver), in welchem das Vitamin in freier Form, also „pur", vorliegt, einzunehmen. Ein Präparat, dass das Vitamin zeitverzögert freisetzt, bietet eine intelligentere Lösung des Versorgungsproblems an. Zu empfehlen ist ein Präparat, das *Vitamin C* an *Kalzium* gebunden (Calciumascorbat) beinhaltet. Damit werden einerseits die sauren Eigenschaften der *Ascorbinsäure* – so der Fachbegriff des *Vitamin C* – neutralisiert und andererseits eine über Stunden verzögerte Freisetzung garantiert. Die Tagesdosis sollte bei mindestens *1000 mg,* für Raucher bei *3000 mg* liegen. Nach einiger Zeit werden Sie sich **fitter** fühlen, eventuelle **Zahnfleischentzündungen** lassen nach und für das **Bindegewebe** Ihrer Haut ist diese kontinuierliche Versorgung eine Art **Lebensversicherung.**

Das nächste ausgezeichnete Nahrungsergänzungsmittel stammt aus der ayurvedischen Medizin und gilt dort als vorbeugende Wunderwaffe zur Verhinderung einer Vielzahl von Krankheiten. Sein Name ist „**Triphala**". Um seinen Nutzen bestmöglich nachvollziehen zu können, zu Beginn wieder einige Fakten aus dem Bereich des Stoffwechsels.

Die fünf Entgiftungsorgane des Körpers sind die **Lunge,** die **Haut,** die **Nieren,** der **Darm** und die **Leber.** Kann eines dieser Organe seinen Aufgaben nicht im vollen Umfang nachkommen, so versucht der Körper, die anfallenden **Stoffwechselschlacken** über eines der anderen Organe loszuwerden.

Dabei besteht ein enger Zusammenhang zwischen **Darm** und **Haut.** Treten Funktionsstörungen der **Haut** auf, so ist als Erstes eine **Darmsanierung** anzuraten. Schon der Volksmund sagt: „**Der Tod sitzt im Darm.**" Dieses – von seiner Oberfläche her – größte Organ des Körpers kann in seiner Bedeutung für die Gesundheit kaum überschätzt werden. Es ist zuständig für die Aufnahme vieler Nahrungsbestandteile, in ihm befindet sich ein Großteil des Immunsystems und sogar eine Art von Gedächtnis, das heißt eine hohe Anzahl von Nervenzellen, die womöglich für das berühmte „**Bauchgefühl**" zuständig sind. Auch **psychische** Einflüsse wie **Ängste, Wut** bzw. **Gefühlsstauungen** machen sich über den **Darm** in Form von **Blähungen, Verstopfungen, Durchfällen** und sogar **Krämpfen** bemerkbar. Um es dazu gar nicht erst kommen zu lassen, empfiehlt sich eine regelmäßige **Darmhygiene** durch die Einnahme von **Triphala** umzusetzen. Es setzt sich aus **drei Pflanzen** zusammen, wirkt leicht **abführend, stimuliert** den Stoffwechsel, steigert die **Regenerationsfähigkeit** des Organismus, **entgiftet** und **stärkt** die **Sehkraft.** Es eignet sich weiterhin zur **Gesunderhaltung** des **Lungengewebes** und unterstützt hervorragend den Verlauf von **Diäten** durch seine **ausscheidungsfördernde** Wirkung. Die Einnahme kann in Form von

Pulver geschehen, welches in Wasser aufgekocht wurde, wobei der sehr eigene Geschmack des Präparats äußerst gewöhnungsbedürftig ist. Wem der Geschmack gar nicht liegt, der sollte zu Tabletten greifen. Beginnen Sie mit einer **geringen** Dosis, d. h. einem **halben** Teelöffel bzw. **zwei, drei** Tabletten, um herauszufinden, welches die für Sie passende Menge ist. Bei **empfindlichen** Personen kann es nämlich u. U. zu **durchschlagenden** „Erfolgen" **(Durchfälle)** kommen. Diese stellen zwar keine gesundheitliche Gefahr dar – im Gegenteil! – allerdings können sie Ihnen Ihre gesamte Tagesstruktur „**sprengen**". Vollziehen Sie dann die Aufnahme des Präparats kurartig, d. h. täglich, über den Zeitraum von drei–vier Wochen.

Ein weiteres Nahrungsergänzungsmittel, dessen unschlagbare Eigenschaften verjüngend und auf den Körper schützend wirken, ist das **Resveratrol.** Seine Wirkung in isolierter Form ist von der westlichen Wissenschaft in den letzten Jahrzehnten gut erforscht worden und lassen Sie sich gesagt sein, dass diese Substanz bei jedem Anti-Aging-Wissenschaftler unter den täglich einzunehmenden Substanzen eine führende Stellung einnimmt. In wenigen Sätzen möchte ich Ihnen beschreiben, wie es zur Entdeckung dieser Substanz kam. Experimente, bei welchen Mäusen die täglich benötigte **Kalorien**menge um 50 % gekürzt wurde, ergaben, dass diese zum allgemeinen Erstaunen im Durchschnitt doppelt so alt wurden wie ihre Artgenossen, die auf herkömmliche Art und Weise ernährt wurden. Als die Stoffwechselvorgänge der unterernährten Mäuse genauer untersucht wurden, stellte sich heraus, dass deren Körper durch die ständige **Unterzuckerung,** die aufgrund der Drosselung der Nahrungszufuhr eintrat, ein Notprogramm im Organismus auslöste, das dazu führte, dass vermehrt **Resveratrol** ausgeschüttet wurde. Die detaillierte Erforschung des **Resveratrols** brachte daraufhin ans Tageslicht, dass es eine der wirksamsten Waffen des Körpers im Kampf gegen „**Freie Radikale**" ist und die Lebensdauer der Körperzellen verdoppelt. Als diese Experimente am Menschen durchgeführt wurden, zeigte sich auf der Ebene der Körperzellen ein vergleichbares Resultat.

Diese Vorgänge werden mittlerweile in der „**16-Uhr-Diät**" genutzt, bei welcher ab **16 Uhr** nichts mehr gegessen werden darf. Durch die dabei im Laufe der Abendstunden auftretende **Unterzuckerung** des Organismus wird auch hier vermehrt **Resveratrol** ausgeschüttet, was eine **Gewicht redu-zierende** und **verjüngende** Wirkung erzielt. Allerdings ist diese Diät aufgrund ihrer Beeinträchtigung der Lebensqualität äußerst frustrierend und schwer auszuhalten. Glücklicherweise gibt es andere Wege, dem Organismus **Resveratrol** zuzuführen.

Ist Ihnen z. B. die lebensverlängernde Wirkung des Rotweins bekannt?
Auch sie beruht unter anderem auf dem **Resveratrol**-Gehalt der **Trauben-schalen** und **-kerne**, die zur Herstellung eines **Rotweins** verwendet werden. Im asiatischen Raum wird seit Jahrtausenden die Wurzel der Pflanze **Fo-Ti** (lat. *Polygonum multiflorum)* zur Jungerhaltung des Organismus einge-setzt.
Untersuchungen durch westliche Wissenschaftler ergaben ihren hohen Gehalt an **Resveratrol. Fo-Ti** wird für die **Festigung** der **Knochen,** für die **Stabilisierung** der **Muskulatur,** für die **Erhöhung** der **Potenz** beim Mann, zur **Straffung** der **Haut,** zur **Stimulierung** der **Leber,** der **Nieren,** zum **Verhindern** des **Ergrauens** der **Haare** und dem **Vorbeugen** von **Haarausfall** eingesetzt. Persönlich machte ich die Erfahrung, dass nach zweiwöchiger Einnahme meine körperlichen **Energien** enorm **zunahmen.** Meine **Muskeln** bauten sich während des parallel von mir durchgeführten Krafttrainings wesentlich **schneller auf** als gewohnt, doch die **bemerkenswerteste** Wirkung war, dass mein **Haarwuchs kräftiger** wurde. Sie können das Präparat online bestel-len. Ich empfehle Ihnen das Produkt der Firma „*Dr. Michalzik*", da hier alle naturheilkundlichen Aspekte bei der Herstellung beachtet werden.
Alle bisher beschriebenen Mittel wirken **positiv** auf den Stoffwechsel, das heißt, dass die dem Organismus zur Verfügung gestellten Stoffe besser verwertet werden.

Kommen wir nun zu einer Substanz, die nicht den Stoffwechsel an sich verbessert, sondern im ausreichenden Maße zur Verfügung stehen muss, damit der **optimale Aufbau** von **Bindegewebe, Haut, Haaren** und **Fingernä-geln** funktionieren kann. Die Substanz, um die es sich dabei handelt, ist die **Kieselsäure.** Der wichtigste Aspekt bei der Erläuterung dieser Substanz liegt in der Erklärung des Unterschieds zwischen Kiesel*erde* und Kiesel-*säure.* Lassen Sie die Finger von Kiesel*erde*-Produkten, kaufen Sie ausschließlich Kiesel*säure*präparate. Warum? Kiesel*erde* setzt sich aus relativ *großen* Molekülen zusammen, die aufgrund ihrer *Größe* nur sehr schlecht vom Körper aufgenommen werden können. Die Moleküle der Kiesel*säure* sind um ein *Tausendfaches kleiner* und können dadurch vom Körper um ein Vielfaches besser absorbiert werden, ähnlich einer Flüssigkeit, die von einem Schwamm aufgesaugt wird. Erwerben Sie am besten die in Flaschen angebotene Kiesel*säure,* um das beste *Preis-Leistungs-Verhältnis* zu nutzen. Wie nutzt die Kiesel*säure* nun konkret dem Organismus? Am besten lässt diese Frage sich mittels der Symptome erläutern, die auftreten, sofern der Körper mit dieser Substanz nicht ausreichend versorgt ist. Dann kommt es zu einer *schlaffen, knittrigen* Haut, zu verstärkter *Cellulite,* zu *brüchigen, dünnen Fingernägeln* und zu allen Anzeichen eines *schwachen* **Bindegewebes,** wie *Hämorrhoiden, Krampfadern,* und *Zahnfleischschwund.* Möchten Sie diese Symptome verhindern, bzw. vermindern, so lassen Sie das tägliche Schnapsglas Kiesel*säure* verdünnt mit Wasser – morgens auf nüchtern Magen eingenommen – zu einem festen Bestandteil Ihres Ernährungsrituals werden.

9. Kapitel

Produktempfehlungen

Basierend auf meinen langjährigen Erfahrungen mit den unterschiedlichsten Produkten des heutzutage kaum noch überschaubaren Kosmetikmarktes, möchte ich die Gelegenheit nicht ungenutzt lassen, Ihnen, liebe Leserin, lieber Leser, einige Highlights des Kosmetiksortiments ans Herz zu legen, um Ihnen die *frustrierende* Suche nach dem richtigen Produkt für Sie zu ersparen. Dabei verhält es sich wie beim Thema Versicherungen. Es gibt keine Versicherungsgesellschaft, die *nur* empfehlenswerte Produkte anbietet. Auch hier wird es das ein oder andere Produkt geben, das von einer der vielen Firmen in einer besseren Qualität bzw. zu einem niedrigeren Preis angeboten wird. Die Produkte, welche ich Ihnen empfehle, sind aufgrund ihrer sicht- und fühlbaren Resultate größtenteils zu Verkaufsklassikern geworden. Starten wir mit Produkten, die – unabhängig vom *Hautwunsch* – von allen *Hauttypen,* ausgenommen der extrem *fettarmen* bzw. der extrem *öligen* Haut benutzt werden können.

Als sehr effektiv und unschlagbar vom *Preis-Leistungs-Verhältnis* her haben sich die in Tütchen zum Kauf angebotenen Masken der Hausmarke der Firma *„rossmann"* erwiesen. Zeigen Sie Ihrer Gesichtshaut die Wertschätzung, die sie verdient, indem Sie sich angewöhnen, jeden Morgen vor dem Zähneputzen eine dieser Masken aufzutragen, die Sie nach dem Kauf im Kühlschrank aufbewahren (so erzielen Sie einen zusätzlichen – angenehm kühlenden – Effekt). Damit es dabei für Ihre Haut abwechslungsreich bleibt, verwenden Sie täglich eine andere.

Ein Wochenprogramm könnte in etwa so aussehen:

Montags: Reinigungsmaske mit **Totes-Meer-Schlamm-Maske**

Dienstags: **Feuchtigkeitsmaske**

Mittwochs: **Hautstraffungsmaske** mit **Q10**

Donnerstags: **Maske** mit **Honig**

Freitags: **Peel-Off-Maske**

Samstags: wieder **Feuchtigkeitsmaske**

Sonntags: wieder **Hautstraffungsmaske** mit **Q10**

Ich verspreche Ihnen, dass Ihre Haut schon nach zwei Wochen des Absolvierens dieses Programms, eine ca. *30 %-ige Verbesserung* des Erscheinungsbilds aufweisen wird. Die tägliche *Reinigung* Ihres Gesichts sollte immer mit einem *Gesichtsbürstchen* und einem *Reinigungsschaum* der Firma *Shiseido* erfolgen. Diese Firma bietet für jeden Hautwunsch einen entsprechenden *Schaum* an. Der Nutzen ihrer Haut durch die Verwendung dieser Schäume ergibt sich aus deren hohen Gehalt an *Hyaluronsäure*. So wird Ihre Haut schon während der Reinigung mit *Feuchtigkeit* durchtränkt und ein *Austrocknen* verhindert.

Die anschließende *Tonifizierung* nehmen Sie am besten mit einem *Gesichtstonic* der Firma *Clarins* vor.

Diese bieten den Vorteil des *Verzichts* auf den Einsatz von *Alkohol* – der die Haut austrocknet – und in ihrem hohen Gehalt an *Kräuterextrakten,* die den Hautstoffwechsel *stimulieren* und *optimieren.*

Die nächsten *Publikumslieblinge* des Kosmetikmarktes, die aufgrund ihrer *Effizienz* in keinem Badezimmerschrank fehlen sollten, stammen aus dem Bereich der Wirkstoffkonzentrate, also *Seren* bzw. *Ampullen.* Den absoluten *Klassiker* stellt dabei das *Advanced Night Repair* der Firma *Estée Lauder* dar. So wie das tägliche Putzen die beste Versicherung für Ihre Zähne ist, so *schützt* dieses Produkt – regelmäßig unter der täglichen Pflege aufgetragen – Ihre Haut vor den Zeichen *vorzeitiger Alterung.*

Ein Produkt, das schon als *intelligent* bezeichnet werden kann, ist das *Sublimage-Serum* der Firma *Chanel.* Es wirkt auf die Gesichtshaut *entstauend* und **entgiftend,** doch der Clou liegt in seinem Gehalt an **Orchideenextrakt,** der dafür sorgt, dass jede **Hautzelle** – egal wie alt – durch die Verwendung des **Serums** das **Optimum** ihrer **Funktionsfähigkeit** wiedererhält.

Wie geschieht das? Die Funktion jeder Zelle beruht auf einer Art Motor, welcher durch Einflüsse der Umwelt und des Alterns an Leistungsfähigkeit verliert. Natürlich ist nicht jeder Motor gleich, das kennen Sie vom Auto. Jetzt stellen Sie sich vor, dass der Motor Ihres Autos ins Stottern gerät. Was tun Sie dann? Sie bringen den Wagen in die Werkstatt, zum Fachmann. Dort wird er inspiziert und abhängig vom Schaden repariert. Die auftretenden Schäden können unterschiedlichster Natur sein. Diese richtig zu erkennen und zu beheben, dafür bedarf es der Ausbildung eines **Kfz-Technikers.** Und die Orchideenextrakte im **Sublimage-Serum** wirken – wie die **Kfz-Techniker** am Auto – **reparierend** auf jeden **Zellmotor,** egal welchen Schaden er aufweist. Schon nach zwei Wochen konsequenter Anwendung werden Sie von den sichtbaren Resultaten überwältigt sein und das **Serum** nicht mehr missen wollen.

Ein wahres **Geschenk des Himmels** an Ihre Haut ist das **Firming Serum** der Firma *La Prairie.* Es wirkt dreifach:

* die beinhalteten **Zellextrakte ernähren** jede einzelne Zelle der Haut **speziell** mit den von ihr **benötigten** Stoffen, um **hervorragend** arbeiten zu können;

* seine **Entwicklung** beruht auf der **geballten** Erfahrung dieser Firma im Bereich der Anti-Aging-Kosmetik, so weist es einen **vielfältigen** Gehalt an **potenten Substanzen** auf, die die Haut **schützen** und **reparieren;**

* das, was dieses Produkt jedoch von anderen Seren **abhebt,** ist sein Gehalt an „**Sternenstaub**" oder exakter formuliert an **pulverisierten Diamanten.** Gleich einem Juwel **strahlt** Ihre Haut nach dem Auftragen dieser **märchenhaften** Flüssigkeit.

Nun sind die oben beschriebenen Produkte zwar ihren **Preis wert,** doch trotzdem nicht für jedes Portemonnaie geeignet.

Für die Kosmetikliebhaber, die genauer auf den Euro schauen müssen, gibt

es aber zum Glück die Firma *dm,* deren **Ampullenkuren** mittlerweile, bei *stetiger Verwendung, mehr* als *zufriedenstellende* Ergebnisse erzielen.
Nachdem ich Ihnen jetzt Produkte empfohlen habe, die *jeder* – außer Menschen mit extrem *öliger* bzw. *fettarmer* Haut – *erfolgreich* benutzen kann, folgen jetzt spezifische Empfehlungen für die einzelnen *Hautwünsche.*

Starten wir wieder mit dem meistverbreiteten *Hautwunsch* nach *Feuchtigkeit.* Die *Pflegefavoriten* für diesen *Hautwunsch* stammen von den Firmen *Clarins, La Prairie,* und *Estée Lauder.*
Die Firma *Clarins* hat speziell für die *durstige* Haut die Serie „*Anti Soif*" entwickelt. Auf Deutsch „*Gegen Durst*". Diese Serie setzt sich aus einem *Serum* und mittlerweile *vier* zu *jedem Hauttyp* passenden *Cremes* zusammen.
Ihre Wirksamkeit beziehen diese Produkte aus *Extrakten* von Pflanzen, die sich tagtäglich extrem *austrocknenden* Einflüssen ihrer Umwelt erwehren müssen und die diese *feuchtigkeitsspeichernden* Eigenschaften auf die Haut *übertragen.* Das *Serum* stellt hierbei die *perfekte* Lösung für jeden Kosmetiknutzer dar, dessen Haut neben dem Wunsch nach *Feuchtigkeit* noch andere Bedürfnisse, wie z. B. *Festigkeit* oder *Glätte,* aufweist, die dann hervorragend mit einer *passenden Creme* erfüllt werden können.
Die Cremes der Firma *Estée Lauder,* die für diesen Hautwunsch entwickelt wurden, firmieren unter dem Titel „*Hydrationist*". Sie wirken über eine hochmoderne *Transporttechnologie,* die die im Höchstmaß beinhaltete *Hyaluronsäure* in die verschiedenen Hautschichten einschleust, damit sie dort *Feuchtigkeit* speichern kann. Außerdem bestechen sie durch einen *faszinierenden* Cocktail an kosmetischen *Durstlöschern,* wie *Aloe*-Butter, brasilianische *Muru-Muru*-Butter, *Kaktusblüten* und *Yucca*-Extrakt, die zusätzlich die hauteigene *Feuchtigkeitsbarriere stärken.* Das führt dazu, dass die Haut zu einem, den ganzen Tag anhaltenden, *prallen,* gut *versorgten Erscheinungsbild* gelangt und ein perfekt haltendes Make-up garantiert ist.
Der *Stern* unter den *Problemlösern* für eine *feuchtigkeitsarme* Haut ist das *Hydrating-Serum* der Firma *La Prairie.*
Zwar wirkt es auch, wie die eingangs beschriebenen Produkte, *feuchtigkeitsspendend* und -*speichernd*, jedoch ermöglicht es der Haut bei *regel-*

mäßiger Verwendung wieder <u>eigenständig</u> *Feuchtigkeit* zu *produzieren* und zu *speichern.*

Wird das Produkt nach einmonatiger Verwendung abgesetzt, so weist die Haut noch Wochen später einen *höheren Feuchtigkeitsgehalt* auf als *vor* der Behandlung mit diesem *Serum.*

Welches sind nun die *Topprodukte,* die einer *nervösen* Haut zu *Beruhigung* und *Stabilität* verhelfen?

Als Erstes seien die Produkte der Firma *Biotherm* genannt, die diese in der Serie *„Aquasource-Sensitive"* anbietet. Das wirkungsvolle *Geheimnis* dieser Produkte liegt in ihrem Gehalt an einem außerordentlich hochwertigen *Omega-Fettsäuren-Komplex* und *hautberuhigenden* Substanzen. Der *Fettsäuren-Komplex* verleiht der Haut einen effektiv *schützenden* Film, so dass übermäßig *reizende* Umwelteinflüsse *keine* weitere *Stimulierung* des Hautinneren auslösen können. Die *beruhigenden* Substanzen dringen tief ein und sorgen für eine *ausgeglichene* Reizübertragung im Bereich des Haut-Nervensystems, so dass *verhindert* wird, dass von diesem, aufgrund einer *Überstimulierung,* das *Immunsystem* auf den Plan gerufen wird.

Als Zweites seien die Produkte der Firma *Estée Lauder* genannt, die unter dem Seriennamen *„Verité"* offeriert werden. Schon nach wenigen Wochen der Anwendung dieser Produkte zeigt sich ein **ausgeglichenes,** *strahlendes* und *gesundes* Hautbild. Die äußerst verträgliche Wirksamkeit dieser Produkte wird *a)* durch den bewussten *Verzicht* auf *Alkohol, Emulgatoren, Farb-* und *Duftstoffe, b)* durch den **Gehalt** an einem *schützendem Öl* und *c)* durch den **Gehalt** an *Hafer*extrakten, welche extrem *beruhigend* wirken, dem Gehalt an Extrakten aus *Centella-Asiatica* – welche ein *Jungbrunnen* für die *Basalzellen* sind – und einem *Weichkorallen*extrakt erzielt, der die *Abwehrkräfte* der Haut stärkt. Die Produkte dieser Serie empfehlen sich auch den Kunden mit einer relativ *„normalen"* Haut zur kurmäßigen Anwendung, da sie verhindern, dass die Haut in Episoden der *Überanstrengung* des Organismus *„verrückt"*spielt.

Die dritte, äußerst effektive Serie zur Pflege einer *empfindlichen, unruhigen* Haut firmiert unter dem Namen *„Douceur"* und stammt aus dem Hause

Clarins. Das **Serum** dieser Serie verfügt über ein Höchstmaß an pflegenden, öligen Substanzen, wie z. B. **Squalan,** das für die Entstehung stabiler Zellen sorgt, sowie **hautberuhigende** Substanzen, z. B. **Süßholz**extrakt.

Alle in diesem Kapitel erwähnten Produkte eignen sich auch zur Anwendung nach einem **sonnenintensiven** Urlaub, um der so beanspruchten Haut wieder zu einem funktionierenden Gleichgewicht zu verhelfen.

Befassen wir uns jetzt mit Produkten, die einer **knittrigen,** mit **Linien** und **Fältchen** überzogenen Haut helfen, wieder zu einem **glatten, ebenen Erscheinungsbild** zu gelangen.

Das erste Produkt hierfür ist der „**Retexturizing Booster**" der Firma *La Prairie*. Er vermindert die unansehnlichen Zeichen der Hautalterung ursächlich.

Er enthält einen Komplex verschiedener gut verträglicher **Säuren** und einen „*Cellular Komplex*", der von dieser Firma exklusiv verwendet wird.

Der **Säuren**-Komplex bewirkt eine Ablösung der obersten Hautschicht, die einer minimalen Verletzung gleichkommt.

Diese bleibt in der Tiefe bei den **Basalmaurern** nicht unbemerkt. Schließlich stellt deren Hauptaufgabe dar, dafür zu sorgen, dass die Haut ihrer Schutzfunktion nachkommen kann, was nicht der Fall ist, solange an der **Hautoberfläche** ein **Defizit** durch die abgetragenen Schüppchen besteht.

Also kurbeln die **Basalzellen** ihre Funktionen auf ein Höchstmaß an. Ein „*Mehr*" an neuen Zellen entsteht. Kleine **Linien** und **Fältchen** werden von der Tiefe her aufgefüllt.

Die Haut wird **glatter** und **frischer.** Dabei werden die Basalzellen von dem „**Cellular-Komplex**" unterstützt, der durch seinen komplexen Gehalt an allen relevanten Nährstoffen auf die **Basalzelle** wie ein „**All inclusive**"-Urlaub wirkt.

Das zweite Produkt, dass diesen Hautwunsch wunderbar erfüllt, ist die „*Time Zone*"-Creme aus dem Haus *Estée Lauder*.

Hier wirken zwei Hauptinhaltsstoffe. Ein ausgewählter **Reis**extrakt, der den ermüdeten Hautzellen wieder die Fitness einer jungen Zelle verleiht, und Bruchstücke von Molekülen der **Hyaluronsäure** sorgen dafür, dass die Haut selbst wieder ein „*Plus*" an diesem hocheffektiven *Feuchtigkeitsschwamm* produziert und die Haut von innen aufgepolstert wird. Zusammen errei-chen die beiden Wirkstoffe eine *attraktive, ebenmäßige* Gesichtshaut.

Der Hautwunsch nach **Energie** erfordert die Zufuhr von Wirkstoffen, die den Stoffwechsel der Hautzellen aktivieren und so zu einem vitalen Er-scheinungsbild der Hautoberfläche führen. Diesen Anspruch erfüllen drei Produkte der Firmen *Biotherm, Shiseido* und *Chanel.*
Die Serie **„Multi Recharge"** der Firma *Biotherm* nutzt die stimulierende Wirkung des Ginkgos, in Verbindung mit dem exklusiv von dieser Firma verwendeten **Thermalplankton.** Die so bezeichneten Mikroorganismen haben ihren Ursprung in Thermalquellen und weisen in ihrer Zusammen-setzung eine erstaunliche Ähnlichkeit mit den Bestandteilen der Hautzellen auf, was deren Einsatz für die optimale Hauternährung prädestiniert. Somit kommt bei der Verwendung dieser Produkte ein kaum zu überbietendes *All-Inclusive-Programm* für die müde, ausstrahlungsarme Haut zum Tragen, das umgehend zu einem faszinierend vitalisierten Hautbild führt.

Der Firma *Shiseido* ist die Entwicklung eines Serums zu verdanken, das schwerpunktmäßig für die Verminderung von Pigmentierungen entwickelt wurde und quasi als Nebeneffekt zu einer unglaublichen Aktivierung des Teints führt.
Die Zusammensetzung des **„Concentrated Brightening Serum Anti Dark Spot"** beruht auf dem biotechnologisch umgesetzten Wissen dieser japa-nischen Firma, das die jahrhundertealten Erkenntnisse und Erfahrungen der Geisha-Kultur nutzt, für die ein ebenmäßiger, porzellanartiger Teint das Nonplusultra ihrer Karriere darstellte. Dieses Wissen kommt in Form eines hocheffektiven Kräutercocktails plus eines Vitamin-C-Komplexes zur Anwendung und führt direkt nach dem ersten Auftragen zu einer vita-lisierten Gesichtshaut. Langfristig vermindert und verhindert es störend empfundene Pigmentierungen.
Für den **„Power-Quickie"** im allmorgendlichen Pflegemenü greifen Sie am besten zum *Chanel* **„Beauté Initiale Spray Serum"!** Das unter der täglich verwendeten Creme aufgesprühte Serum sorgt durch seinen Gehalt an

Taurin (bekannt aus „*Flügel verleihenden*" Energy-Drinks), kombiniert mit einer Mischung aus Mineralstoffen und Spurenelementen wie Kupfer, für ein beeindruckend fittes, erholtes Erscheinungsbild Ihres Gesichts.

Für den Hautwunsch nach *Prallheit* und *Straffheit* existieren *drei* herausragende Produkte auf dem Kosmetikmarkt, die ich Ihnen mit einer detaillierten Beschreibung ans Herz legen möchte. Es handelt sich um eine Creme und zwei Wirkstoffkonzentrate. Beginnen wir mit der Creme. „*Resilience Lift Extreme*" von *Estée Lauder*. Sie behandelt das Problem der *schlaffen* Haut an den Ursachen. Erinnern Sie sich noch, wie dieser *Hautwunsch* entsteht? Die Schlagwörter hierbei sind *Verzuckerung* und *Zerstörung* der *Elastin-* und *Collagen*fasern. Genau diese Vorgänge werden von „*Resilience Lift Extreme*" verhindert. Sie enthält einen als „*Alistin*" bezeichneten Wirkstoff, der die *Verzuckerung* unterbindet bzw. schon bestehende *Verzuckerungen* auflöst, so dass die elastischen Stützfunktionen wieder gegeben sind. Ein in der Creme außerdem enthaltenes Gemisch an hochaktiven Wirkstoffen, dass die Gebr. *Fibroblastycz* so richtig in Schwung bringt, sorgt schon nach kurzer Zeit der Anwendung für eine unvergessliche Festigung der Strukturen der Gesichtshaut.

Das erste *Wirkstoffkonzentrat,* das ich Ihnen für diesen *Hautwunsch* empfehlen möchte und das sich außerordentlich gut zum Kombinieren mit einer Creme eignet, die für einen eventuell vorhandenen anderen *Hautwunsch* entwickelt wurde, stammt wieder von *Estée Lauder* und nennt sich „*Perfectionist C/P*". Wird dieses Produkt von einer Kundin, die diesen *Hautwunsch* hat, verwendet, so kann ich aus meiner Erfahrung heraus garantieren, dass es von ihr mit *90 %*-iger Sicherheit wieder gekauft und verwendet wird, aufgrund seiner *phänomenalen* Resultate. *Wie* und *wo* wirkt es? Auch dieses Problem setzt direkt bei den Ursachen an, den *Fibroblasten*. Ein Höchstmaß an *Collagen-*Bruchstücken, die über ein spezielles Transportsystem bis zu den *Fibroblastyczs* in die Haut eingeschleust werden und diesen dort ein wahres *Schlachtfeld* an *zerstörtem* Gewebe *vortäuschen,* bewirken, dass die *Produktion* der *Fibroblastyczs* wieder anläuft und diese die für die fehlende *Straffheit* und *Prallheit* der Haut notwendige Menge an *Collagen-*

und *Elastin*fasern neu herstellen. Das Ergebnis **begeistert** jeden Anwender. Das **Schönste** daran aber ist, dass es *keiner* wochenlangen **Wartezeit** bedarf, um die Wirkung im eigenen Gesicht zu bewundern. Schon im Anschluss an das erste Auftragen ist die Gesichtshaut „*mini-geliftet*", was durch eine Technologie ermöglicht wird, durch die das **Serum** wie ein **unsichtbares Netz** die Haut glättet und strafft.

Die Firma *La Prairie* steuert für diesen Hautwunsch ein ähnliches wirkendes **Serum** bei, dass unter dem Namen „*Anti Wrinkle Firming Booster*" angeboten wird. Seine unglaublich **festigende** Wirkung bezieht es aus der Kombination von **Retinol** und dem „*Cellular Complex*".

Das **Retinol** spornt durch seinen **aktivierenden** Einfluss sowohl die **Basalmaurer** wie auch die Gebr. **Fibroblastycz** zu **Höchstleistungen** an. Parallel sorgt der „*Cellular Complex*" für die notwendige Versorgung, indem er den **Handwerkern** der Haut alle benötigten Nährstoffe zur Verfügung stellt. Weil **Retinol** sehr licht- und luftempfindlich ist, wird dieses Produkt in einem Metalldispenser zum Kauf angeboten und es empfiehlt sich, das Auftragen direkt vor dem Schlafengehen vorzunehmen, um eine optimale Wirkung zu gewährleisten.

Unbedingt erforderlich ist es, während der Behandlung der Haut in der Nacht mit **Retinol** tagsüber auf eine Creme mit hohem **Lichtschutzfaktor** zurückzugreifen, da die hochaktiven **Basalmaurer** dafür sorgen, dass die alten, aber schützenden obersten Hautschichten **abgestoßen** werden.

Das **Ergebnis** kann sich sehen lassen und führt dazu, dass das morgendliche **straffe, pralle** Spiegelbild wieder mit einem freudigen Lächeln begrüßt wird.

Beide soeben beschriebenen **Seren** erzielen neben der **Festigung** der Haut eine „*Egalisierung*" des Teints. Das bedeutet, dass leichte **Fehlpigmentierungen** eine **Verminderung** erfahren und die Bildung neuer **verhindert** wird.

Der **Hautwunsch** „*Ich will so bleiben, wie ich bin*" drückt das Bedürfnis nach umfassendem **Schutz** aus, damit das von der Natur geschenkte **glatte, gesunde** und **strahlende Hautbild** erhalten bleibt. Dafür bietet der aktuelle Kosmetikmarkt geniale Produktentwicklungen an, die wieder von den – in der Kosmetikforschung führenden – Unternehmen *Estée Lauder* und *La Prairie* stammen.

Das erste Kleinod ist die *Estée Lauder*-**„Re-Nutriv-Ultimate-Youth-Cream"**. Sie präsentiert das kosmetische **„Stop"**-Schild im Kampf gegen das Voranschreiten des Hautalterungsprozesses.

Sie bewirkt eine sensationelle **Verlängerung** der Lebensdauer der **Basalzellen** durch den Einsatz von **Resveratrol.** Das beinhaltete **Kreatin** sorgt für ein **Ansteigen** der hauteigenen **Energie, Goldstaub** schenkt der Haut einen **attraktiven** Teint, **beruhigt** und **stärkt** sie ebenso wie pulverisierte **Südseeperlen,** die neben ihrer teint*verfeinernden* Wirkung einen unglaublichen **Anti-Aging-Effekt** aufweisen, der dadurch entdeckt wurde, dass die Hände der Südseeinselbewohner, welche tagtäglich die Perlen aus ihren Muschelschalen ans Tageslicht hervorholen, überdurchschnittlich *lange* faszinierend *jung* aussehen.

Schenken Sie sich selbst dieses Produkt und lassen Sie Ihren Badezimmerschrank zur **Schatztruhe** werden, die einen der **Diamanten** des Kosmetikmarktes aufbewahrt.

Die Produkte der **„Anti-Aging"**-Serie der Firma *La Prairie* sind die nächsten kosmetischen **Juwelen,** die dem Erhalt einer **strahlend schönen** Haut dienen. Sie empfehlen sich durch eine **luxuriöse** Mischung aus den **modernsten, hochwertigsten Antioxidantien** aus dem exklusiven **„Cellular Complex"** plus **Resveratrol.** Die **synergetisch** wirkenden Bestandteile (Synergie = das Ganze ist mehr als die Summe seiner Einzelteile) erzielen ein **Maximum** an **schützenden, regenerierenden** Eigenschaften, die den Auswirkungen einer **aggressiven** Umwelt ein kaum zu überwindendes **Schutzschild** entgegenstellen. Durch die Lancierung einer **Creme,** einer **Emulsion** und eines **Serum**s besteht auch hier die Möglichkeit, je nach **individuellem** Bedürfnis ein – auf eventuell mehrere **Hautwünsche** abgestimmtes – Pflegemenü zusammenzustellen. So könnte eine Haut, die den Wunsch nach **Straffung** und **Prallheit** äußert, in der Nacht mit einer für diesen Wunsch konzipierten Creme wieder zu ihrer alten Form zurück verholfen werden, während am Tag, durch die Verwendung der **„Anti-Aging"**-Produkte, das Auftreten neuer Schäden **verhindert** wird.

Bei dem **Hautwunsch** nach Klarheit, der durch ein Übermaß an Talg und den im Talg verklebenden Hautschüppchen begründet liegt, hat die exakte **Reinigung** und **Tonifizierung** oberste Priorität. Wie im entsprechenden Kapitel erwähnt, sollte dafür ein **Gesichtsbürstchen** verwendet werden, sofern keine eitrigen Hautentzündungen vorliegen. Für die Reinigung selbst werden mit dem **Schaum** aus der *Shiseido-*„**Pureness**"-Serie überzeugende Ergebnisse erzielt. In Verbindung mit dem **Gesichtsbürstchen** entfernt er auf eine verwöhnende Art alle die Haut belastenden **Ablagerungen** und **durchtränkt** das Gesicht gleichzeitig mit **Feuchtigkeit,** die auch von einer **öligen Haut** dringend benötigt wird.

Das speziell für diesen **Hautwunsch** entwickelte **Gesichtswasser** der Firma *Clarins* **tonifiziert** durch seine **Kräuter**extrakte ideal. Als komfortables Plus **beruhigt** es die Haut, **verfeinert** die **Poren** und **reguliert** die **Talgproduktion.** Alternativ bietet sich das **Tonic** der Firma *L'Occitane* an, welches sich durch seinen Gehalt an Extrakten aus dem **Roten Reis,** einer **Essig**verbindung und an **Talg** aufsaugenden **Mineralien** auszeichnet.

Für die anschließende Pflege verwenden Sie am besten die Produkte der **„Anti-Blemish-Solution"**-Serie der Firma *Clinique.* Diese erzielen durch ihre **fettfreie, feuchtigkeitsspendende** Konsistenz, in **Verbindung** mit **entzündungshemmender Salizylsäure** und **regulierenden, antibakteriellen** Kräuterextrakten, eine durch und durch geklärte, **„saubere"** Haut.

Die **reifere** Haut, welche plötzlich – aufgrund beginnender **Wechseljahre** – ihre **Ölproduktion** zu **steigern** beginnt, erhält mit dem **„Fluide Tres Precieux"** einen echten Joker. Es wirkt **feuchtigkeits**spendend und **mattierend.** Der Einsatz von **Extrakten** aus der **Immortelle**-Pflanze sorgt gleichzeitig für eine stark **vorbeugende** und **reparierende Anti-Aging**-Wirkung.

Der **Hautwunsch** nach **Dichte** (der dadurch entsteht, dass den **Basalmauern** – bildlich gesprochen – aufgrund des nachlassenden **Östrogenspiegels** nicht mehr genügend **Baumaterial** für die Produktion neuer Hautzellen zur **Verfügung** steht) kann ausgezeichnet mit zwei Produkten der Firman *Biotherm* und *Lancôme* behandelt werden. Diese Produkte setzen in ihrer Wirkung bei jeweils einer der in Klammern geschilderten Ursachen an.

Die von *Lancôme* konzipierte Creme **„Absolue Premium"** gleicht die **Unterversorgung** der Haut und den daraus entstehenden **Mangel** an **Mineralien** durch die **Zufuhr** von **Extrakten** aus der **Soja**pflanze und der Wurzel des *Wilden Yams* aus. Diese *Extrakte* führen der Haut *Substanzen* zu, die ähnlich dem *Östrogen* die *Dichte* der produzierten *Hautzellen* erhöhen. Unterstützt wird diese Wirkung mit einem *Extrakt* aus einer *Braunalge,* der *vitalisierend* wirkt, und durch einen „*Xylane*" genannten Wirkstoff, der die *Collagen*produktion erhöht und somit die an der Oberfläche *dichter* werdende Haut von *unten* her kräftig *polstert.*

Die Creme „*Reminerale-Repair*" der Firma *Biotherm* versorgt die *Basalmaurer* direkt mit den für die *Dichte* verantwortlichen *Mineralien,* die sie vom Körper *nicht* mehr in *ausreichendem Maße* erhalten. Hierbei handelt es sich um *Magnesium, Kalzium* und *Phosphor* in Verbindung mit dem auch von *Lancôme* verwendeten „*Xylane*".

Die *Kombination* dieser *vier* Substanzen verbessert auf einen Schlag die *Hautdichte* und -*festigkeit.* Sie *revitalisiert* den gesamten *Hautstoffwechsel,* was zu einem erheblichen *Plus* an *Ausstrahlung* führt.

Die *Behandlung* der *Augenpartie,* die durch ihre starke *Beanspruchung* infolge der dauernden *Mimik*-bedingten *Kontraktionen* und ihr *fehlendes Unterhautfettgewebe* zur vorzeitigen Bildung von kleinen **Linien** und *Falten* neigt, aber auch oftmals *Schatten* und *Schwellungen* aufweist, stellt eine besondere kosmetische Herausforderung dar. Doch auch hier stehen ausgezeichnete Produkte zur Verfügung.

Die *reparierende* bzw. *vorbeugende* Behandlung von *Schwellungen* und *Schatten* geschieht am *effektivsten* durch den Einsatz des „*Revitalizing Eye Gel*" der Firma *La Prairie.* Der *exklusive* Pluspunkt dieses Gels liegt in seiner *vorbeugenden, gewebsfestigenden* Wirkung. Das bedeutet, dass bei regelmäßiger Anwendung seine Inhaltsstoffe – die auch in der Medizin Verwendung finden – ein „*Ausleiern*" des Gewebes der Augenpartie *verhindern* und so der *Entstehung* von *Tränensäcken vorbeugen.* Weiterhin wirkt es stark *aktivierend* auf das *Lymphsystem,* so dass auch *Schatten* und *Schwellungen verhindert* und *vermindert* werden. Dieses Gel ist der „*Guten Morgen-Kuss*" für die Spiegel ihrer Seele. Wie auf Knopfdruck erstrahlt Ihr Blick nach dem Auftragen dieses spektakulären Produkts.

Leiden Sie unter einer sehr *feuchtigkeits-* und *fettarmen Augenpartie,* so verwöhnen Sie sie mit *Shiseidos* **„Future Solution"** Augenpflege. Dieses Creme-„*Soufflé*" stellt hinsichtlich seiner komfortablen **Feuchtigkeitsversorgung** und schützenden **Umhüllung** der **Augenpartie** den „*Nerzmantel*" unter den Augencremes dar. Einmal aufgetragen, werden Sie den **Genuss** des – den ganzen Tag anhaltenden – Gefühls einer **versorgten, entspannten** Augenpartie nie wieder missen wollen.

Zeichnet sich Ihre **Augenpartie** weniger durch Trockenheit als durch mangelnde **Festigkeit** aus, so sollte *Estée Lauders* **„Ultimate Firming Eye Cream"** zu Ihrem ständigen Pflegebegleiter werden. Die tiefgreifende Wirkung dieser Creme kann am besten mit den Worten „*Midi-Lifting*" beschrieben werden. Direkt nach dem Auftragen ist Ihre Augenpartie **gefestigt** und **gestrafft!** Gleichzeitig wirkt ein Mix aus modernsten Inhaltsstoffen im Inneren der Haut für die **Aktivierung** der **Collagen**produktion und eine **Beruhigung der Mimik auslösenden Nerven.**

Volle, sinnliche Lippen sind wohl der Traum jeder schönheitsbewussten Frau und werden auch von Männern als extrem attraktiv empfunden. Doch wie bei allen Schönheitsidealen ist die Natur bei der Vergabe der obengenannten Attribute äußerst sparsam und selbst wenn man zum erlesenen Kreis der Glücklichen gehört, wird man irgendwann feststellen, dass es dem „*Zahn der Zeit*" nicht an Einfallsreichtum mangelt, um die anziehende Ausprägung der Lippen langsam aber sicher zunichtezumachen. Zum Glück bietet auch hier der Kosmetikmarkt zahlreiche Möglichkeiten, um dieses Zerstörungswerk aufzuhalten bzw. den von Geburt an **spärlichen** Lippen zu mehr **Volumen** zu verhelfen. Als effektive Mittel der Wahl stehen folgende Produkte zur Verfügung:

*der **„Cellular Lip Line Plumper"** der Firma *La Prairie* **„pumpt"** die Konturen der Lippen gleichmäßig „*auf*", egal wie viele „*Plissee*"-Fältchen den Mund schon „*zieren*". Gleichzeitig **verhindert** er das **„Auslaufen"** des anschließend aufgetragenen Lippenstiftes. Auch hier wird **parallel** dazu in der Tiefe die **Collagen**produktion **gesteigert.** Dieses Produkt ist ausschließlich für die Lippen**kontur** gedacht, denn für die Lippen **selbst** wird das **„Cellular Lip Line Renewal Concentrate"** benutzt, welches auf sanfte Art **abgestorbene** Hautzellen **entfernt,** die Lippen in einem **Feuchtigkeits**bad tränkt und auch die *Produktion* von *Collagen* und *Elastin* erhöht. *Zusammen* eingesetzt, *zaubert* die **synergetische Wirkung** dieser zwei Produkte Lippen, deren *Küsse unvergesslich* bleiben.

Das nächste Produkt,
„Primordiale Levres", stammt aus dem Haus *Lancôme.* Es bewirkt eine umgehende *Glättung* und *Aufpolsterung* der **Lippen-**(partie) und einen fantastisch **haftenden** Lippenstift. Es kostet ca. ein Drittel der *La Prairie*-Produkte und aus meiner Erfahrung heraus weiß ich, welchen großen Fanclub dieses Cremegel aufgrund der überzeugenden Resultate sein Eigen nennt.

Keine Partien des Körpers verraten das **wahre** Alter der Haut so eindeutig wie die der **Hände** und des *Halses.* Deshalb sollten Sie auch diesen Hautregionen während Ihres täglichen Pflegerituals die entsprechende Aufmerksamkeit zukommen lassen. Ähnlich dem Gesicht ist der *Hals* – sofern kein Schal oder Rollkragenpullover getragen wird – den ganzen Tag Einflüssen der Umwelt ausgesetzt.

Für die *effektive* Pflege des *Halses* bieten sich folgende Produkte an: das *„Gel Buste"* der Firma *Clarins* wird kombiniert mit der Creme **„Tres Precieuse"** der Firma *L'Occitane*, um einen *glatten* und *straffen* Hals so lange wie möglich zu erhalten.

Das für einen **straffen Busen** konzipierte **„Gel Buste"** weist eine angenehm leichte Textur auf, was es ideal für die morgendliche Anwendung macht. Seine **„Netz"**-bildenden Eigenschaften führen umgehend zu einer optischen *Straffung,* während in der Tiefe der Haut seine Pflanzenextrakte u. a. aus der vietnamesischen *Va Sura- (Milch-)*Frucht für eine starke *Aktivierung* des *Fibroblastycz-*Teams sorgen, welche nun wiederum mehr **straffende,** **stabilisierende Collagen-** und *Elastin*fasern bilden.

Für die Anwendung am Abend kommt die Creme **„Tres Precieuse"** der Firma *L'Occitane* zur Anwendung. Diese hüllt den *Hals* in einen *luxuriösen,* *samtenen* Schutzmantel und führt gleichzeitig durch das enthaltene *Öl* aus der („unsterblichen") *Immortelle*-Pflanze und dessen *zauberhaften* Eigenschaften dazu, dass die Nutzerin dieser Creme ihren *Hals* jeden Morgen mit gleichbleibender Begeisterung im Spiegel bewundern wird.

Weist Ihr Hals allerdings schon **gravierende Zeichen** der fortschreitenden **Alterung** auf, verwenden Sie anstelle des *„Gel Buste"* das *„Ultimate Lifting Serum"* aus der *„Re-Nutriv"*-Serie der Firma *Estée Lauder*. Diesem **Geheimtipp** unter Kosmetikexperten fehlt nicht viel, um mit einem **chirurgischen Eingriff** verglichen werden zu können, was durch die beinhaltete **Kombination** der **intensivsten** und **modernsten** kosmetischen **Wirkstoffe** erreicht wird. Auf der Oberfläche der Haut **hellt** es bestehende **Fehlpigmentierungen auf, vermindert** die Entstehung **neuer, tränkt** die Haut in **Feuchtigkeit** und verleiht ihr durch die Beimischung feinst**vermahlener Südseeperlen** einen **magischen** Schimmer.

Abgesehen davon, dass die Partien des **Halses** und der **Hände** das wahre Haut**alter** verraten, kommt den **Händen** eine besondere Bedeutung hinsichtlich ihrer Funktion als persönliches Aushängeschild zu. Studien ergaben, dass ein Großteil der Menschen beim Kennenlernen einer neuen Person dem Erscheinungsbild der Hände große Bedeutung zumisst. Somit kann gesagt werden, dass alle Anstrengungen, die darauf ausgerichtet sind, über teure modische Kleidung und sozial angepasstes Benehmen andere Menschen zu beeindrucken, an Wert verlieren, wenn die entsprechende Person schlecht gepflegte **Hände** und **Nägel** aufweist.

Attraktive Hände sind nicht alles, aber ohne sie ist alles nichts!

Hiermit zeigt sich deutlich, wie wichtig eine **konsequente,** passende **Pflege** der **Hände** und der **Nägel** ist.
Wie wird nun ein **überzeugendes, ästhetisches** Erscheinungsbild der **Hände** erreicht?
Zum Kürzen der **Nägel** sollte ausschließlich eine **Sandblattfeile** benutzt werden. Diese bringen die **Nägel** ohne das schädliche **Quetschen,** das beim **Schneiden** bzw. *„Knipsen"* entsteht, in Form. Außerdem erfährt das **Nagelbett** durch die beim Feilen auftretenden **Vibrationen** eine das **Wachstum aktivierende** Massage. Anschließend wird die **Nagel**oberfläche mit einem – in jeder Parfümerie erhältlichen – **Nagel**politurset auf **brillanten** Hochglanz gebracht.

Die störende *Verhornung* der *Nagel*haut wird *verhindert,* indem mit einer *Nagel*bürste zum Ende eines jeden Duschvorgangs etwas Seife oder Duschgel auf die *Nagel*bürste gegeben wird und damit die aufgeweichte *Verhornung* einfach weggeputzt wird.

Für die darauf folgende Pflege empfiehlt sich für Hände, die *nicht* zur *Trockenheit* im Sinne von *Fettarmut* neigen, das *„Fluide Anti Taches"* der Firma *Clarins.* Es versorgt die *Hände* und die *Nagelhaut* mit *Feuchtigkeit,* es *vermindert* bestehende *Pigmentansammlungen* u. a. durch *Extrakte* aus dem *Maulbeerbaum.* Ein *UV-Filter* unterbindet die *Entstehung* neuer *Pigmentierungen* (*„Altersflecken"*). Für die Pflege *anspruchsvoller Hände,* die *keinen* schützenden *Talgfilm* mehr aufweisen, bietet sich die *„Re-Nutriv Intensiv Smoothing Handcream"* von *Estée Lauder* an. Diese Creme legt sich wie ein **unsichtbarer,** *schützender* und *pflegender Handschuh* über die *Hände* und erzeugt ein *komfortables* Gefühl, das *gestresste Hände nie* wieder *missen* möchten.

Gleichzeitig *bleicht* sie bestehende *Pigmentierungen, verhindert* deren **Neuentstehung** und *nährt* das *Nagelbett.*

Das *Resultat*: perfekt *gepflegte,* mit *Feuchtigkeit durchtränkte Hände,* die selbst nach mehrmaligem Waschen im Laufe des Tages *keine Anzeichen* von *Trockenheit* aufweisen.

Für eine zweiwöchige *Pflegekur* verwenden Sie drei Mal pro Woche abends *„Magic Manicure"* von *alessandro* als *Intensivpeeling.* Daran anschließend (bzw. auch an den Abenden, an welchen Sie das Peeling *nicht* durchführen) reiben Sie die Hände mit *frisch gepresstem Zitronensaft* ab, cremen sie dick mit *„Creme Mains Karité"* der Firma *L'Occitane* ein und ziehen einen **Wollhandschuh** über, den sie die *ganze* Nacht anbehalten, um das *Eindringen* der kostbaren *Karitébutter* zu *unterstützen.* Sie werden zum Ende dieser Kur *begeistert* sein über Ihre nun *faszinierend geschmeidigen Hände.*

Vor der Behandlung:

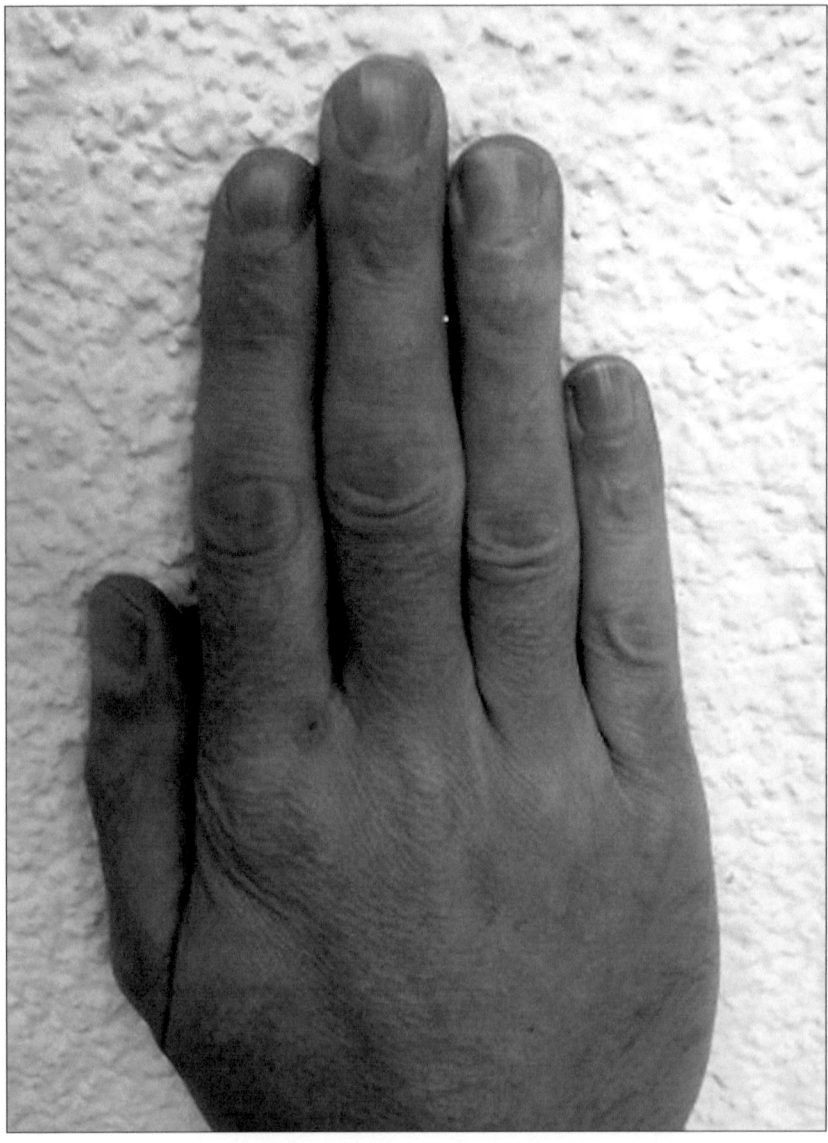

Nach der Behandlung:

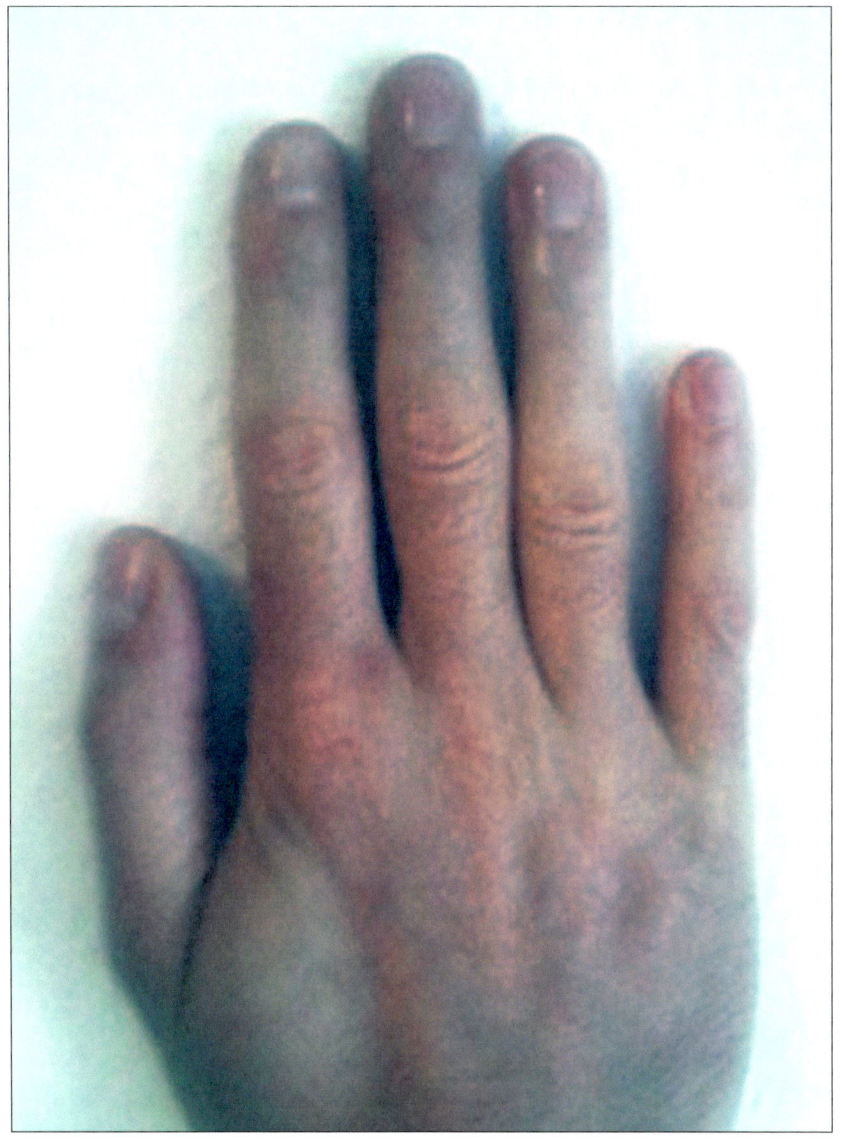

10. Kapitel

Die Beauty-Check-Card

Herzlichen Glückwunsch, jetzt, nachdem Sie den Aufbau der Haut, ihre einzelnen Bestandteile und deren Funktionen kennengelernt haben, wissen, welche Bedeutung den Hauttypen und Hautwünschen zukommt und wie sie unter Berücksichtigung der Produktempfehlungen optimal gepflegt werden, kommen wir zum Ende und zum absoluten Höhepunkt des Buches, der **B**eauty-**C**heck-**C**ard.

Durch das *Wissen,* das Sie sich mit dem *Lesen* dieses *Buches* angeeignet haben, wird diese *Karte* zu Ihrem persönlichen *Navigator* auf Ihren Entdeckungsreisen durch den Dschungel des für Laien schwer zu überschauenden Kosmetikmarktes.

Schon bei Ihrem *nächsten Beratungsgespräch* wird Sie D A S *Ass* in Ihrem *Ärmel* sein, das Sie *erstens* dazu befähigen wird, die *Spreu* vom *Weizen* der *Verkaufsberater* zu *trennen,* und Sie *zweitens* dazu *befähigen wird,* die zu Ihnen *passenden Kosmetikprodukte zu finden.*

Wie verwenden Sie die BCC?

Auf der Vorderseite finden Sie ein detailgetreues Bild des Hautaufbaus, das Ihnen von unserer Tour durch die einzelnen Hautschichten bestens vertraut ist.

Auf der Rückseite finden Sie folgende Fragen, welche – sollten Sie eine Beratung benötigen – konsequent von Ihnen gestellt werden:

1. Für *WELCHEN* Hauttyp ist dieses Produkt bestimmt?
2. *WELCHE* Hautwünsche erfüllt dieses Produkt?
3. *WELCHE* Wirkstoffe kommen in diesem Produkt zum Einsatz?
4. In *WELCHEM* Bereich der Haut wirken diese Substanzen?
   (Für die Beantwortung dieser Frage drehen Sie die Karte herum und lassen sich den Hautbereich von dem/der Verkaufsberater/-in zeigen)

5. *WIE* wirken diese Substanzen dort?
6. *WELCHE* alternativen, gleichwertigen und preiswerteren Produkte von anderen Firmen können empfohlen werden.

Sie werden erstaunt sein, welcher Respekt Ihnen plötzlich vom Verkaufspersonal gezollt wird, das Ihnen vielleicht bis vor kurzem noch vorkam wie auserwählte, unerreichbare Wesen von einem fernen Beauty-Stern.

Sollte bei Ihnen im Laufe des Beratungsgesprächs der Eindruck entstehen, dass Ihr Gegenüber *nicht* über ausreichend Detailwissen verfügt bzw. versucht, Ihnen etwas *aufzudrängen,* und Ihren Fragen nach Alternativen ausweicht, scheuen Sie sich *nicht,* nach einer anderen Fachkraft zu verlangen. Es geht schließlich um die Haut Ihres Gesichts und den Inhalt Ihres Portemonnaies!

Und nun steht Ihnen, ausgerüstet mit fundiertem Fachwissen und dem *Ass der* **BCC** im Portemonnaie, *nichts* mehr im Weg, die optimale Neugestaltung Ihres Pflegemenüs anzugehen.

Es würde mich sehr freuen, wenn Sie mir Ihre Anregungen, Wünsche und Erfahrungen mitteilen bzw. ich Sie persönlich auf einem meiner Seminare kennenlernen dürfte.

Alles Gute und viel Spaß beim Pflegen wünscht Ihnen
Ihr
Stefan Dima

DANKSAGUNG

Mein Dank geht an alle Menschen,

die mit mir und mit denen ich gute wie schlechte

Zeiten geteilt habe und teile.

An die Menschen,

die Verbundenheit nicht nur versprochen haben,

sondern auch leben,

insbesondere an:

meine Mutter Christel Dima,

an Ljuba Litzinger,
Erdogan Sen,
Markus Bunge
und Dr. Valentin Agadzanov.

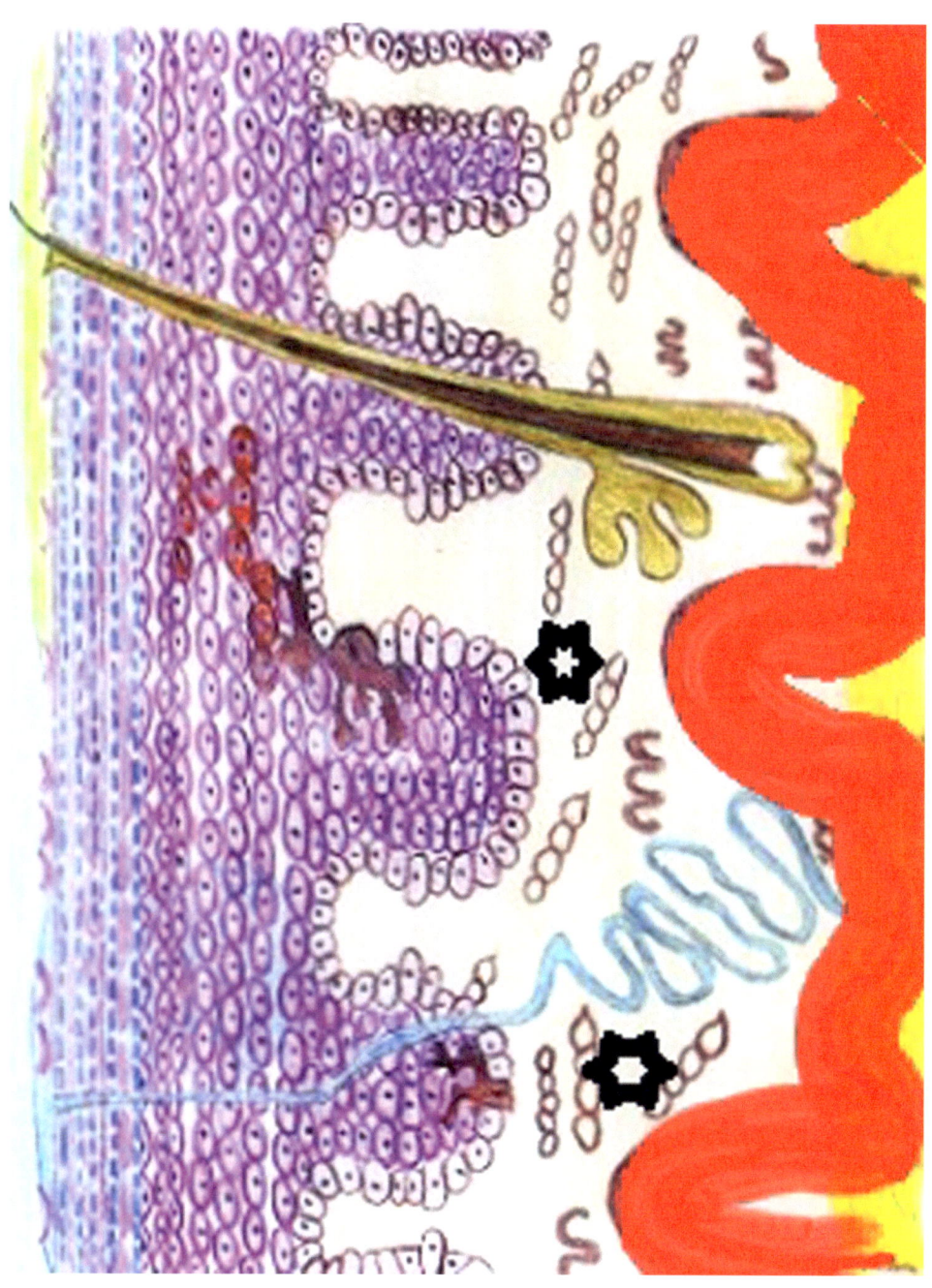

1. Für WELCHEN Hauttyp ist dieses Produkt bestimmt?

2. WELCHE Hautwünsche erfüllt dieses Produkt?

3. WELCHE Wirkstoffe kommen in diesem Produkt zum Einsatz?

4. In WELCHEM Bereich der Haut wirken diese Substanzen?
   (Für die Beantwortung dieser Frage drehen Sie die Karte herum
   und lassen sich den Hautbereich von dem/der Verkaufsberater/-
   in zeigen)

5. WIE wirken diese Substanzen dort?

6. WELCHE alternativen, gleichwertigen und preiswerteren Produkte von anderen Firmen können empfohlen werden.